GOLDMANN
Lesen erleben

Buch

»Chi fan le ma?« – das ist Chinesisch und heißt: »Hast du heute schon gegessen?« Diese in Asien verbreitete Grußformel zeigt, welchen hohen Stellenwert das Essen dort hat. Die enge Verknüpfung von Ernährung und Medizin ist in China besonders ausgeprägt. Die Nahrung wird zur Vorbeugung, Gesunderhaltung und Heilung von Krankheiten eingesetzt. Pascale Anja Barmet beschreibt die Grundlagen der chinesischen Ernährung und erklärt, wie Sie dadurch gesund bleiben – oder werden. Die Autorin verrät Ihnen auch praktische Rezepte, Hausmittel und Tipps aus der chinesischen Ernährungslehre – Geheimwaffen gegen Appetitlosigkeit, Insektenstiche, Kopfschmerzen und Übelkeit.

Autorin

Pascale Anja Barmet ist Therapeutin für chinesische Medizin, diplomierte Ernährungsberaterin, Fitnesstrainerin und Spezialistin für chinesische Ernährung. Seit über 20 Jahren beschäftigt sie sich mit dem Thema Ernährung, sie absolvierte verschiedene Ausbildungen in westlicher und östlicher Ernährung und hielt sich dafür auch längere Zeit in China auf. Heute ist sie als Ausbilderin und Beraterin tätig. In ihrer Praxis in Zürich wendet sie Akupunktur und andere chinesische Heilverfahren an.

Pascale Anja Barmet

Chinesische Ernährungslehre

Prinzipien und Heilkraft

Das Geheimnis des Magenfeuers

GOLDMANN

Die Ratschläge in diesem Buch wurden von der Autorin und vom Verlag sorgfältig erwogen und geprüft, dennoch kann eine Garantie nicht übernommen werden. Jegliche Haftung der Autorin bzw. des Verlags und seiner Beauftragten für Personen-, Sach- und Vermögensschäden ist ausgeschlossen.

Verlagsgruppe Random House FSC-DEU-0100
Das für dieses Buch verwendete FSC®-zertifizierte Papier *Classic 95*
liefert Stora Enso, Finnland.

3. Auflage
Vollständige Taschenbuchausgabe März 2008
Wilhelm Goldmann Verlag, München,
in der Verlagsgruppe Random House GmbH
© 2006 by Orell Füssli Verlag AG, Zürich
Alle Rechte vorbehalten.
Umschlaggestaltung: Design Team München
Umschlagmotiv: Getty Images/Photographer's Choice
Fotos: Pascale Anja Barmet,
außer: S. 28 (Photo Disc)
Satz: Buch-Werkstatt GmbH, Bad Aibling
Druck und Bindung: GGP Media GmbH, Pößneck
LH · Herstellung: IH
Printed in Germany
ISBN 978-3-442-16929-0

www.goldmann-verlag.de

Inhalt

Vorwort

»Der Mensch folgt der Erde, die Erde folgt dem Himmel,
der Himmel folgt dem Weg,
der Weg folgt seiner eigenen Natur.«
Laotse

Es gibt eine Unmenge von Büchern zum Thema Ernährung. Dieses ist wahrscheinlich nicht das erste, das Sie lesen. Immer wieder wurde ich von meinen Klienten gefragt, ob es denn keine Literatur gebe zu dem, was ich ihnen vermittle. Mein Wissen geht zurück auf den berühmten Lehrer Hin Chung Got. Über das, was ich von ihm gelernt und im Lauf der Jahre erfahren habe, ist mir kein Buch bekannt. Mit diesem Buch möchte ich daher mein Wissen einfach verständlich vermitteln und Klarheit schaffen im Ernährungs-Wirrwarr. Weshalb sehen wir vor lauter Bäumen den Wald nicht mehr? In meiner beruflichen Tätigkeit realisiere ich immer wieder, dass die Leute wegen all der »Empfehlungen« konfus werden und fortwährend das Gefühl haben, nichts richtig zu machen.

Jeder von uns ist ein Individuum: Keiner hat dieselbe Augenfarbe, keiner hat die gleiche Stimme, keiner ist wie der andere. Wieso soll dann in der Ernährung für jeden dasselbe gelten? Die Tatsache, dass jeder Mensch ein einzigartiges

Wesen ist (und als solches behandelt werden soll), bringt es mit sich, dass nicht für jedermann dasselbe wirksam und gesund sein kann.

Ernährung ist das A und O für die Gesundheit. »Wenn wir unseren Körper vernachlässigen, wo sollen wir dann wohnen?« Oder anders formuliert: Die Ernährung muss passen wie ein maßgeschneiderter Anzug und helfen, die Balance, das Gleichgewicht zu finden. Noch nie haben wir so viel über Ernährung gewusst wie heute, und doch werden die Menschen nicht gesünder. Im Gegenteil, gewisse ernährungsbedingte Krankheiten nehmen rapide zu. Geht dies nicht in eine falsche Richtung? Richtige Ernährung kann (wie Sie in diesem Buch lesen werden) Krankheiten vorbeugen sowie die Genesung unterstützen. Ja, dies stärkt das Wohlbefinden, die Lebensenergie und Lebensqualität.

Durch die Ausbildungen in westlicher und östlicher Ernährungslehre konnte ich viele Erfahrungen sammeln. Es geht nicht darum, zu beurteilen, was gut und was schlecht ist. Im Grunde geht es immer um Yin und Yang, weibliche und männliche Energie. Jetzt denken Sie vielleicht: »Das ist doch nur für Asiaten!« Nein, die Gesetze von Yin und Yang gelten auf der ganzen Welt. Alles ist Yin und Yang. Es ist richtig, dass wir in unsere Kultur nicht alles übernehmen können. Aber die Prinzipien, welche dahinterstehen, gelten auch für uns.

Das Ziel besteht nicht darin, dass fortan alle nur noch mit dem Wok oder exotischen Zutaten kochen, sondern, dass wir die Naturgesetze wieder in unsere Ernährung einbeziehen; wie es bereits unsere Großmütter und Urgroßmütter taten.

Es geht um das Leben und Essen im Rhythmus der Natur.

Möchten Sie nicht wissen, weshalb man Salat besser nach der Hauptmahlzeit isst? Wieso zu viel Rohkost den Körper kühlt? Warum zu viel Salat dick macht? Weshalb wir uns von Orangen zu viel versprechen? Wieso vegetarische Ernährung nicht nur Gutes verheißt? Warum Eier zu Unrecht in Verruf geraten sind? Weshalb Joghurt und Magerquark überhaupt nicht helfen, schlank zu werden? Wieso Sie auf keinen Fall einzelne Mahlzeiten auslassen sollten? Warum Appetit ein gutes Zeichen ist – ja, was sich hinter dem »Geheimnis des Magenfeuers« verbirgt?

In diesem Buch möchte ich Ihnen mein Wissen weitergeben und zeigen, worum es in der Ernährung geht. Die Kenntnisse sind nicht neu, sondern eher in Vergessenheit geraten (oder durch neumodische Ansichten verdrängt worden). Es handelt sich jedenfalls nicht um Lifestyle, Trendsetting oder irgendeine Highspeed-Diät. Während der Lektüre werden Sie merken: »Das habe ich mir doch schon immer gedacht. Und eigentlich habe ich alles bereits gewusst, tief im Inneren.«

Grundlagen

Märchen

Der Herrscher eines großen Reichs versuchte, das Herz einer jungen Dame zu erobern, was ihm durch willentliches Brüten einfach nicht gelingen wollte. Er rief seinen Hofzauberer. Dieser braute ihm nach einigem Überlegen einen Trank, der den Liebeshungrigen seinem Ziel näher bringen sollte. Als dieser den Becher an die Lippen setzte, ermahnte ihn sein Zauberer: »Herr, das Wichtigste hätte ich beinahe vergessen. Wenn du diesen Trank zu dir nimmst, darfst du niemals an einen Bären denken. Sonst wirkt es nicht.« Und wenn er nicht gestorben ist, dann wandelt dieser unglückliche Monarch – vom Gedanken an Bären verfolgt – noch immer als Junggeselle durch seinen Palast.

(Mündlich überlieferte Erzählung)

So wie der Zauberer arbeitet auch die moderne Ernährungsaufklärung. Sie bringt uns bei, möglichst intensiv daran zu denken, was wir alles nicht essen dürfen, bis unsere Gedanken nur noch um das Verbotene kreisen. Was wir jedoch brauchen, ist eine neue Lust am Essen, eine neue Esskultur. Nicht das Schielen auf irgendwelche Pläne oder Tabellen hält uns gesund, sondern das Vertrauen auf die Eigenregulation unseres Körpers.

Dazu gehört auch die wichtige Feststellung: Es gibt keine guten und schlechten Nahrungsmittel (sondern nur richtiges oder unangepasstes Ernährungsverhalten). Die Angst vor »Essenssünden« gehört für alle Zeiten vom Tisch verbannt. Dadurch gewinnen wir Zeit für Dinge im Leben, die wichtiger und erfreulicher sind – und ersparen uns viele Enttäuschungen.

Yin und Yang

Die Yin-Yang-Theorie beruht auf dem philosophischen Konzept von zwei polaren Gegensätzen: Yin und Yang genannt. Das Gesetz von Yin und Yang ist die natürliche Ordnung des Universums, die Grundlage aller Dinge. Die Begriffe Yin und Yang drücken aber nicht nur universale Zusammenhänge aus. Sie repräsentieren ebenso eine Weise des Denkens. Innerhalb dieses Gedankensystems werden alle Dinge als Teile des Ganzen gesehen. Das einzelne Phänomen kann niemals von seiner Beziehung zu anderen Phänomenen getrennt werden. Kein Ding kann isoliert existieren. Es gibt nichts Absolutes. Yin und Yang verkörpern keinen festen Zustand, sondern Wandlungsphasen, fließende Verschiebungen eines Kräfteverhältnisses.

Das Schriftzeichen Yin stand ursprünglich für die schattige Seite eines Hügels. Das Zeichen Yang für die sonnige Seite. In der chinesischen Philosophie beruht alles auf einer Einheit. Diese wird als zweigeteilter Kreis dargestellt. Der weiße Teil steht für Yang (männliche Energie), der schwarze Teil für Yin (weibliche Energie). Das komplette Symbol enthält in jedem Bereich einen kleinen Aspekt des anderen. Im weißen Teil befindet sich ein schwarzer Punkt, im schwarzen Teil ein weißer Punkt.

Nachstehend weitere Zuschreibungen zu den zwei Begriffen:

Yin	Yang
Kälte	Wärme
Ruhe	Bewegung
Passivität	Aktivität
Dunkelheit	Helligkeit
Frau	Mann
Nacht	Tag
Mond	Sonne
Winter	Sommer
Erde	Himmel
Wasser	Feuer
Bauchseite	Rückenseite

Yin und Yang muss immer ausgeglichen sein. Ansonsten gerät einiges in Schieflage. Krankheiten zum Beispiel entstehen durch ein Ungleichgewicht. Dank der natürlichen Bewegung von Himmel und Erde, von Sonne und Mond erleben wir einen Wechsel zwischen langen und kurzen Monaten. Wir durchlaufen 365 Tage, welche zusammen ein Jahr bilden. Der Energiefluss im menschlichen Körper entspricht diesen Bewegungen. Der Mensch ist eingebettet zwischen Himmel (Yang) und Erde (Yin), er unterliegt

Das traditionelle Yin-Yang-Symbol (Tao)

den natürlichen Gesetzmäßigkeiten. In der Folge sollte der Mensch auch die Ernährung an die Prinzipien der Natur anpassen. Wer mit der Natur lebt, lebt gesünder und fühlt sich wohler. Die Natur ist stärker als der Mensch. Wer sich gegen sie stellt (aus Schwäche, Unwissenheit oder Ideologie), setzt sich längerfristig nicht durch. Vielmehr verliert er den Bezug zur Umwelt, eventuell auch zu sich selbst.

Gesundheit bedeutet aus chinesischer Sicht eine Harmonie aller körperlichen und geistigen Funktionen. Eine Krankheit entsteht, wenn diese nicht im Gleichgewicht sind. Verschiedene Ursachen können zu Krankheiten führen: äußere Einflüsse (Kälte, Wind, Feuchtigkeit), psychische Probleme, Schicksalsschläge, Stress, zu wenig Schlaf, unangepasstes Verhalten (zum Beispiel Kleidung, die nicht der Jahreszeit entspricht) – und unangepasste Ernährung.

Übersetzt auf unsere Zivilisation lautet die Erkenntnis: »Was für das Auto das Benzin ist, ist für den Menschen die

Nahrung.« Zurück zum Ursprung: Das Denken der chinesischen Philosophie wird geprägt von einem ganzheitlichen Menschenbild. Der Mensch steht zwischen Himmel und Erde. Er unterliegt denselben Gesetzmäßigkeiten, die auch in der Natur herrschen. Das Ziel der chinesischen Diätetik besteht darin, ein harmonisches Gleichgewicht zu etablieren. So ist der Mensch in seiner »Mitte« verankert, Krankheiten können sich weniger manifestieren.

Im chinesischen Denken verhalten sich die Dinge in einer bestimmten Art und Weise. Die Chinesen kümmern sich nicht um das Warum, eher um das Wie. Durch jahrelange Beobachtungen und Vergleiche wurden in den Klöstern spezifische Muster und Synergien gefunden. Anschließend schrieb man diese genau nieder. In China stellt man sich vor, dass Lebensmittel einen bestimmten Charakter haben. Darunter summieren sich drei Aspekte: *thermisches Verhalten, eine Wirkrichtung und ein Geschmack.* Diese bilden zusammen die energetischen Eigenschaften der Lebensmittel.

> *Der Weg erzeugt eins,*
> *eins erzeugt zwei,*
> *zwei erzeugt drei,*
> *drei erzeugt die zehntausend Dinge.*
> *Die zehntausend Dinge verwirklichen sich*
> *durch Yin und Yang.*
>
> Laotse

Die Grundsubstanzen

Qi

Qi ist ein fundamentaler Begriff in der chinesischen Philosophie, aber kein deutsches Wort vermag seine Bedeutung annähernd auszudrücken. Wir können sagen, dass alles im Universum aus Qi zusammengesetzt und durch sein Qi definiert ist. Qi wird am häufigsten mit »Lebensenergie« übersetzt. Die Chinesen wissen um drei Quellen des Qi. Die erste ist das »Ursprungs-Qi« auch »vorgeburtliches Qi« genannt, welches bei der Empfängnis von den Eltern auf das Kind übertragen wird. Dieses Qi ist zum Teil für die ererbte Konstitution eines Individuums verantwortlich. Es wird in den Nieren gespeichert. Die zweite Quelle ist das »Nahrungs-Qi«, welches der verdauten Nahrung entzogen wird. Die dritte Quelle ist das »Luft-Qi«, welches die Lunge aus der eingeatmeten Luft gewinnt. Diese drei Formen von Qi vermischen sich und produzieren das Qi, welches den ganzen Körper erfüllt.

Qi ist die Quelle aller Bewegungen im Körper
Ob physische Aktivitäten, willentliche Aktionen, geistige Tätigkeiten oder Entwicklung, Wachstum und allgemeine Lebensprozesse: sie umfassen alle Bewegungen, die vom Qi abhängen.

Qi schützt den Körper
Das Qi verwehrt schädigenden Umwelteinflüssen, den »äußeren bösartigen Einflüssen«, Einlass in den Körper (und bekämpft sie, falls sie doch einzudringen vermögen). Wenn bösartige Einflüsse eindringen, ist das Qi schwach.

Qi ist die Quelle harmonischer Transformation im Körper

Aufgenommene Nahrung wird in andere Substanzen umgewandelt, zum Beispiel in Blut, Qi, Tränen, Schweiß oder Urin. Diese Prozesse hängen von den umwandelnden Funktionen des Qi ab.

Qi regelt die Bewahrung von Körpersubstanzen und Organen

Mit anderen Worten: Qi achtet auf die innere Ordnung. Es hält die Organe auf dem richtigen Platz, zum Beispiel das Blut in den Blutbahnen. Es verhindert den übermäßigen Verlust der verschiedenen Körperflüssigkeiten (Schweiß, Speichel usw.).

Qi wärmt den Körper

Die Erhaltung der normalen Temperatur im gesamten Körper oder in einem Körperteil (zum Beispiel den Extremitäten) hängt von der wärmenden Funktion des Qi ab.

Blut

Der chinesische Terminus »Blut« entspricht nicht genau dem westlichen Begriff. Die Hauptaufgabe des Blutes besteht in der fortwährenden Zirkulation im Körper, der Ernährung, Erhaltung und – in gewissem Ausmaß – auch der Benetzung seiner verschiedenen Teile. Das Blut bewegt sich in den Blutgefäßen, aber auch in den Leitbahnen (Meridianen). Es entsteht durch die Umwandlung von Nahrung. Nachdem diese im Magen angekommen ist, löst die Milz die Essenz heraus. Das »Nahrungs-Qi« verbindet sich mit dem »Luft-Qi«. Diese Kombination bildet schließlich das Blut.

Jing

Jing (am besten mit »Essenz« übersetzt) ist die Substanz, die allem organischen Leben zugrunde liegt. Es besitzt eine unterstützende/nährende Funktion, bildet die Basis für Reproduktion und Entwicklung. Das Jing hat zwei Quellen. Das vorgeburtliche Jing, auch »angeborene Essenz« genannt, wird von den Eltern geerbt. Tatsächlich stellt die Verschmelzung des elterlichen Jing die Empfängnis dar. Das vorgeburtliche Jing einer jeden Person ist einzigartig. Es bestimmt ihr spezielles Wachstumsmuster. Quantität und Qualität des vorgeburtlichen Jing ist bei der Geburt festgelegt. Es bestimmt zusammen mit dem vorgeburtlichen Qi den Aufbau sowie die Konstitution des Individuums. Dem Zeugungsmoment kommt in der chinesischen Philosophie eine zentrale Bedeutung zu. Sind die Eltern krank oder stehen sie unter Drogen, so erhält das Kind ein schwächeres Jing. Das nachgeburtliche Jing ist die zweite Quelle. Es wird aus der aufgenommenen Nahrung gewonnen. Das nachgeburtliche Jing pflegt das vorgeburtliche Jing und fügt ihm ständig Lebenskraft zu. Das vorgeburtliche Jing kann nicht vermehrt, sondern nur möglichst gut unterstützt werden. Was der Westen »angeborene Defekte« nennt, legt die chinesische Medizin oft als Funktionsstörung des Jing aus.

Shen

Der Begriff Shen wird meist mit »Geist« übersetzt. Stellt man sich Jing als die Quelle des Lebens vor und Qi als das Potenzial (welches den Körper bewegt), dann ist Shen die Vitalität. Anders formuliert: die Kraft, welche hinter Jing und Qi steht. Das menschliche Bewusstsein verweist auf die Gegenwart von Shen. Shen symbolisiert die Kraft der Persönlichkeit, verbunden mit der Fähigkeit, zu denken. Es spiegelt sich in der Bewusstheit wider, die aus unseren Augen scheint. Shen kommt auf die gleiche Weise wie Jing zustande. Jeder Elternteil trägt zur Schaffung des Shen seines Sprösslings bei. Shen wird nach der Geburt kontinuierlich aufgebaut. Bei einer gesunden Person leitet es das Geschick, Ideen zu formen, sowie den Wunsch, das Leben zu lernen. Gerät das Shen aus dem Gleichgewicht, verlieren die Augen ihren Glanz, das Denken wird unklar.

Säfte

Säfte sind alle flüssigen Substanzen im Körper (außer dem Blut). Konkret gehören dazu: Schweiß, Speichel, Verdauungssäfte, Tränen und Urin. Die Funktion der Säfte besteht im Benetzen – zum Teil auch Nähren – von Haut, Haaren, Schleimhäuten, Fleisch, Muskeln, inneren Organen, Gelenken, Knochen und Gehirn. Die Säfte werden aus der aufgenommenen Nahrung gewonnen und vom Qi verschiedener Organe reguliert. Deshalb sind die Säfte auf das Qi angewiesen. Umgekehrt das Qi in gewissem Maße auch auf die Säfte, weil diese die Organe (von denen Qi reguliert wird) benetzen und nähren. Das Blut ist kräftiger und einflussreicher als die Säfte.

Durch das Studium der Grundsubstanzen wird ersichtlich, wie viel von einer guten Ernährung abhängt, wie wichtig die Ernährung ist. Durch die Ernährung können wir wesentlich zu einer guten Gesundheit beitragen, darüber hinaus auch Heilungsprozesse unterstützen.

Die goldene »Mitte«

Die »Mitte« ist der Entstehungsort von Qi. Sie setzt sich zusammen aus den Energien von Magen und Milz. Diese bilden das Zentrum. Weil das Qi in erster Linie aus der Nahrung gewonnen wird, kommt dieser eine vorrangige Bedeutung zu. Benötigt werden also Nahrungsmittel, welche über ein kräftiges Qi verfügen.

Im Grunde genommen ist Essen die banalste Sache der Welt. Täglich schieben wir uns diverse Nahrungsmittel in den Mund. Mal schmeckt es besser, mal weniger. Wir tun es einfach. Manche Leute legen Wert auf ihre Ernährung, andere nicht. Dennoch leben wir alle davon.

Westen/Osten

Westen

Die westliche Kultur hat – geprägt durch ihr analytisches Denken – gelernt, Nahrungsmittel zu bewerten. Wir beurteilen sie nach Nähr- und Energiewert. Unsere Ernährungsziele orientieren sich eher am Detail. Wir teilen ein nach Kohlenhydraten, Fett, Eiweiß, Vitaminen und Mineralstoffen. Manchmal zeichnen wir eine Ernährungspyramide (unten die Getränke, gefolgt von Gemüse und Obst, Stärke, Fleisch, Fisch und Milchprodukten, zuletzt den – nur in geringen Mengen zu konsumierenden – Süßigkeiten).

Osten

Die östliche Ernährungslehre beruht auf der Vorstellung, dass Energie die Materie durchdringt und verändert. Sie nützt nur dann, wenn sie verwertet wird. Erweist sich die Mitte als schwach, kann sie die Nahrung nicht gut in Qi umwandeln, dann nützt es auch nichts, viele Vitamine und Mineralstoffe zuzuführen. Dies, weil sie der Körper wegen der schwachen »Mitte« nicht richtig aufnehmen kann. Das Grundprinzip der chinesischen Ernährung besteht in der Harmonie. Die Ernährung soll so sein, dass sie keine Disharmonien schafft. Verbote, Hierarchien oder Einschränkungen treten in den Hintergrund.

Steigen, öffnen, senken, schließen – der energetische Kreislauf

Jegliches Leben ist ein Kreislauf, der sich ständig wiederholt. Im Rhythmus der Natur lassen sich vier Energiearten beobachten. Diese lösen sich ständig ab, wie Tag und Nacht.

Der Tagesrhythmus

Die Energie ist am Morgen steigend, am Mittag offen, nachmittags sinkend, am Abend und in der Nacht ist sie schließend. Die Energie zieht sich in der Nacht zurück.

Der Rhythmus der Pflanzen

Natürlich folgen auch die Pflanzen diesem Rhythmus, entsprechend dem Naturgesetz. Morgens steigen sie dem Licht entgegen, mittags öffnen sich die Blüten, nachmittags neigen sie sich, um am Abend ihre Blütenköpfe zu schließen.

Der Jahreszeitenrhythmus

Im Frühling steigt die Energie, alles schießt aus dem Boden. Im Sommer ist sie offen, alles steht in voller Blüte, im Herbst senkt sich die Energie, die Blätter fallen, und im Winter zieht sie sich zurück.

Der Rhythmus der Menschen

Auch der Lebenslauf der Menschen ist diesem Rhythmus unterworfen. Die Kindheit und die Jugendzeit entsprechen der steigenden Energie, dem Wachsen. Das Erwachsensein dem Öffnen, in der vollen Blüte sein. Die Energie sinkt mit etwa

40 Jahren. Alter und Tod symbolisieren die zurückfließende Energie, der Kreis schließt sich wieder.

Die fünf Elemente

Hinter den fünf Elementen steht ein jahrtausendealtes System. Es eignet sich hervorragend, um den Zusammenhang zwischen Ursache und Wirkung zu erklären. Alle geistigen, emotionalen, energetischen und materiellen Phänomene des Universums können den fünf Elementen zugeordnet werden. Mit anderen Worten: Es handelt sich um ein Analogiesystem, in welchem alles Materielle, Konkretes und Abstraktes seinen Platz finden. Die Einteilung erfolgt anhand des Charakters, der spezifischen Eigenschaften eines Objekts. Der Sinn besteht darin, die in Zyklen ablaufende Wechselwirkung der Phänomene untereinander zu erkennen, zu verstehen und vorauszusehen. Die Elemente folgen und ernähren einander in einer bestimmten Reihenfolge, dem so genannten »Ernährungszyklus«. Jeder Prozess und jedes Menschenleben durchläuft unweigerlich die Stadien der fünf Elemente. Dies in einer festgelegten Reihenfolge: Holz, Feuer, Erde, Metall, Wasser.

Der links dargestellte Kreislauf verdeutlicht das Grundprinzip: Holz ernährt das Feuer, die Asche des Feuers ernährt die Erde, aus der Erde wird Metall gewonnen, die Mineralien des Metalls machen das Wasser lebendig, Wasser schließlich ernährt das Holz.

Drei weitere Auslegungen zeigen dies eindrücklich:
Der *Mensch* wird im Wasserelement geboren, die Kindheit entspricht dem Holzelement, die Jugend dem Feuer, das Erwachsensein der Erde, die Seniorenzeit dem Metall. Mit dem Tod endet das Leben im Wasserelement (wo gleichzeitig auch wieder die Geburt stattfindet).

In der *Natur* entspricht der Frühling dem Holz, der Sommer dem Feuer, der Spätsommer der Erde, der Herbst dem Metall und der Winter – als letzte Jahreszeit – dem Wasser.

Zum *Tag:* Der Morgen entspricht dem Holz, der Mittag dem Feuer, der frühe Nachmittag der Erde, der späte Nachmittag dem Metall und der Abend bzw. die Nacht dem Wasser. Man beachte die Fünfer-Systematik!

Fazit: Essen gibt Energie. Also brauchen wir genügend Holz, um am Morgen das Feuer zu entfachen.

Zuordnungen zu den fünf Elementen

	Holz	Feuer	Erde	Metall	Wasser
Yin-Organ	Leber	Herz/Kreis-lauf	Milz	Lunge	Niere
Yang-Organ	Gallen-blase	Dünndarm/3-Erwär-mer*	Magen	Dickdarm	Blase
Jahreszeit	Frühling	Sommer	Spätsom-mer	Herbst	Winter
Klima	Wind	Hitze	Feuchtig-keit	Trocken-heit	Kälte
Himmelsrichtung	Osten	Süden	Zentrum	Westen	Norden
Farbe	grün	rot	gelb	weiß	schwarz
Geschmack	sauer	bitter	süß	scharf	salzig
Stimme	schreien	lachen	singen	weinen	seufzen
Sinnesorgan	Auge	Zunge	Mund	Nase	Ohr
Körperflüssigkeit	Tränen	Schweiß	Speichel	Rotz	Spucke
Körperstruktur	Sehnen/Bänder	Blutgefäße	Muskeln	Haut	Knochen
Manifestation	Nägel	Gesicht	Lippen	Körper-haare	Haare
Emotion	Wut	Freude	Sorgen/Denken	Trauer	Angst
Entwicklung	Kindheit	Jugend	Erwach-sensein	Senio-renzeit	Tod/Ge-burt

Tabelle Nummer 1: Schule für klassische Naturheilkunde, Zürich 2002

* Die westliche Vorstellung des »Drei-Erwärmers« orientiert sich an einer Dreiteilung des Körpers. Der obere Erwärmer geht vom Zwerchfell an aufwärts (dazu gehören Herz, Lunge). Zwischen Zwerchfell und Nabel liegt der mittlere Erwärmer (Milz, Bauchspeicheldrüse und Magen). Der untere Erwärmer befindet sich unterhalb des Bauchnabels. Er umfasst Leber, Niere, Harnblase und Darm.

Prinzipien

*»Keinen Unterschied machen, egal, ob Festmahl
oder einfache Mahlzeit. Was immer sich auf unserem
Teller befindet, ist unser Leben.«*
Chinesisches Sprichwort

Durch Essen gesund bleiben

Die enge Verknüpfung zwischen Ernährung und Medizin, welche sich nahezu in allen Kulturen findet, ist in China besonders ausgeprägt. Sie hat sich weitgehend ungebrochen erhalten. Die Allgegenwärtigkeit des Essens hinterlässt auch in der Sprache ihre Spuren. So begrüßt man sich in China mit der Frage: »Chi fan le ma?«, was so viel heißt wie »Hast du dich satt gegessen?« und unserem »Wie geht es dir?« entspricht.

Die Nahrung soll als Vorbeugung, zur Gesunderhaltung sowie zur Heilung von Krankheiten eingesetzt werden. Die meisten Prozesse unseres Körpers laufen unbewusst ab. Was wir essen, können wir hingegen steuern, ja wählen. Als oberstes Prinzip gilt, die Nahrung den vier Jahreszeiten und den klimatischen Bedingungen anzupassen. Regelmäßig warm zu essen, ist notwendig – nicht zuletzt für die Gesunderhaltung.

Wie im vorherigen Kapitel erwähnt, trägt eine gute »Mitte« viel zur Gesunderhaltung bei. Über die »Mitte« wird das ganze Qi im Körper verteilt. Deshalb hat unsere Nahrung einen zentralen Einfluss auf unsere Energie. Viele Menschen fühlen sich schlaff, ja energielos, weil sie sich falsch ernähren.

Nun zu einem Leitgedanken der chinesischen Ernährungslehre, einer positiven Vorgabe: Essensverbote gibt es keine! Es wird stattdessen darauf geachtet, welche Lebensmittel in bestimmten Jahreszeiten oder Lebensphasen (zum Beispiel bei Krankheit oder in der Schwangerschaft) zu meiden sind. Dazu gesellen sich Hinweise, welche Lebensmittel nicht miteinander kombiniert werden sollen.

In der alten chinesischen Literatur ist zu lesen: »Damit der menschliche Körper seine Ausgewogenheit und Harmonie beibehält, ist es erforderlich, sich um eine angemessene Ernährung zu kümmern. Keinesfalls sollte man dazu unkontrolliert Arzneimittel einnehmen. Die Kraft der Arzneimittel ist einseitig, und es gibt Fälle, in denen sie hilfreich sind. Aber sie führen zu einer Unausgewogenheit des Qi in den Funktionskreisen des Menschen (wodurch das Eindringen äußerer Affektionen erleichtert wird). Alle Lebewesen sind abhängig von Nahrung, um ihr Leben zu erhalten. Aber zu-

gleich wissen sie nicht, dass auch die Nahrung Vor- und Nachteile aufweist. Die Nahrung wird von den Leuten zwar täglich verwendet, aber sie wissen so gut wie nichts darüber. Nun, diejenigen, die Medizin praktizieren, sollten zuerst den Ursprung der Erkrankung deutlich erkennen; sie sollten wissen, welche Übergriffe die Krankheit hervorgebracht haben, und sollten sie dann mit diätetischen Methoden behandeln. Erst wenn die Ernährungstherapie keine Heilung bringt, sind Arzneimittel einzusetzen. Das Wesen der Arzneimittel ist hart und heftig, genau wie dies bei kaiserlichen Soldaten der Fall ist. Da Soldaten so wild und ungestüm sind, wie könnte man sie da unkontrolliert aussenden? Werden sie jedoch trotzdem unkontrolliert ausgesendet, werden überall Zerstörung und Schaden die Folge sein. Gleichermaßen wird es zu Unglück und Überflutung kommen, wenn man Arzneimittel nachlässig gegen Krankheiten wirft«.

Aus Dr. Maoshing Ni: Der Gelbe Kaiser, 2000

Aus diesen Ausführungen geht die therapeutische Relevanz hervor, welche der Diätetik im Rahmen der chinesischen Medizin zukommt. Bei richtiger Anwendung dienen die Lebensmittel einer sanften, gleichmäßigen Unterstützung sowohl der Qi-Kräfte wie der körperlichen Substanzen. Und sie sind grundsätzlich den Arzneimitteln vorzuziehen.

Die chinesische Diätetik eignet sich insbesondere für eine gleichmäßige und sanfte Unterstützung des gesamten menschlichen Organismus. Nach der Tradition der chinesischen Medizin wirkt sie vor allem auf die »Mitte«, kräftigt somit nachhaltig die »erworbene Konstitution«. Die »Mitte« ist der Dreh- und Angelpunkt des gesamten Organismus. Es gilt der klassische Grundsatz: Wer sich auf die Behandlung der »Mitte« versteht, vermag alle anderen Funktionskreise aufeinander abzustimmen. Darüber hinaus lässt sich mit Lebensmitteln gezielt auf jeden anderen Funktionsbereich – sowie auf energetische Entgleisungen – Einfluss nehmen.

Wie kann ich meine »Mitte« stärken oder schwächen?

Wir können uns das bildhaft vorstellen: Wenn wir Hunger haben, brennt unser »Magenfeuer«. Der Magen ist bereit, die kommende Nahrung gut zu verbrennen. Ein intaktes »Magenfeuer« verbrennt die Nahrung rasch und effizient, es verwandelt die Energie der Nahrung in »Nahrungs-Qi«. So können wir gesund bleiben. Eine Person mit einer starken »Mitte« hat ein gutes »Magenfeuer«, sie erhält eine gute Energie aus der Nahrung.

Wie kommt es, dass der eine über ein gutes »Magenfeuer« verfügt (eine lodernde Flamme und ausgezeichnete Glut) und der andere sich »mit schwachem Flackern auf kleinem Feuer« (etwa Appetitlosigkeit) quält? Kinder besitzen häufig eine sehr gute »Mitte«, essen instinktiv das, was ihnen guttut. Im Laufe der Jahre wird unser Essverhalten durch verschiedene Einflüsse geprägt. Das »Magenfeuer« reduziert sich durch ungünstiges Essverhalten (zu rasch, zu viel, falsch und lustlos). Feuer wird gelöscht durch Wasser, sprich durch Kälte. Wenn wir Hunger haben, unser »Magenfeuer« brennt und wir zuerst kalte Speisen zu uns nehmen (oder kalte Getränke), dann verringern wir das Feuer. Natürlich geschieht dies nicht von heute auf morgen, sondern über Jahre. Das Feuer nimmt durch zu viel Kälte ständig ab. Es wird kleiner, verbrennt die Nahrung immer schlechter. Dem Organismus mangelt es an genügend Qi. Wenn nicht genügend Qi umgewandelt wird, können Krankheiten entstehen. Typische Zivilisationserscheinungen sind »Kältekrankheiten« – insbesondere das Problem mit dem Übergewicht.

Das Magenfeuer wird gelöscht, wenn vor einer warmen Mahlzeit ...

- Salat
- Rohkost
- kalte Getränke

- Bier
- Eisgekühltes
... gegessen oder getrunken wird.

Wie kann ein gutes »Magenfeuer« erhalten bleiben?

- Drei warme Mahlzeiten pro Tag essen.
- Die kalten, rohen Nahrungsmittel nach dem warmen Essen zu sich nehmen.
- Regelmäßig und pünktlich essen. Unser Verdauungstrakt liebt einen festen Rhythmus, das heißt immer zur selben Zeit frühstücken, zu Mittag und zu Abend essen.
- Vor und während des Essens nicht trinken. Nach dem Essen warme Getränke (oder zumindest zimmertemperierte), niemals Flaschen aus dem Kühlschrank!
- Bier ist das kälteste alkoholische Getränk und reduziert das Magenfeuer stark. Genießen Sie es selten und mit Bedacht.
- Tiefkühlkost auf ein Minimum beschränken.

Drei warme Mahlzeiten essen

Warmes Essen erhält das Magenfeuer. Die warme Nahrung kann ideal in Qi (Energie) umgewandelt werden.

An dieser Stelle taucht häufig eine Frage auf: »Wie verhält es sich mit dem Frühstück?« Das Frühstück setzt sich bei uns üblicherweise aus Brot, Butter, Konfitüre, Honig oder Birchermüesli zusammen (falls es überhaupt eingenommen wird). Eine Tasse Tee, als Allererstes am Morgen, kann bereits als warme Komponente betrachtet werden. Am besten eignet sich Ingwertee, Rezept siehe Seite 100. Danach folgen Brot und Beilagen. Empfehlenswert sind warme Getreidebreie wie Porridge (Haferbrei), Reissuppe, Grießbrei etc. Wichtig: immer mit Wasser zubereiten, nicht mit Milch! Aus warmem Getreide gewinnt der Körper am meisten Qi. Was sich weniger eignet, ist das kalte Birchermüesli. Durch den Gehalt an Joghurt und/oder Milch wirkt es stark kühlend auf den Körper. Häufig merkt man bereits kurz nach dem Konsum, dass einem kalt wird. Also: Wenn Müsli, dann erst nach dem Ingwertee.

Als Mittag- und Abendessen eignen sich Menüs mit allen drei Komponenten (Eiweiß, Stärke und Gemüse). Drei Beispiele: Fleisch mit Nudeln und Karotten oder Omelette mit Kartoffeln und Spinat oder Fisch mit Reis und Zuckererbsen. Tipp: Häufig abwechseln, von verschiedenen Speisen kosten.

Drei Mahlzeiten sind ideal. Dadurch erhält der Körper zwischendurch fünf, sechs Stunden Pause, um sich zu erholen. Immer wieder werden fünf bis sechs Mahlzeiten empfohlen. Dies ist nicht optimal, weil der Körper so ständig arbeiten muss. Der Mahlzeitenrhythmus ist allerdings sehr individuell. Wenn jemand nicht auf ein zweites Frühstück und/oder eine Mahlzeit am Nachmittag verzichten möchte, ist das völlig in Ordnung, sofern die Zwischenmahlzeiten regelmäßig eingehalten werden. Bei Kindern sind Zwischenmahlzeiten durchaus okay.

Die kalten/rohen Nahrungsmittel nach dem Essen zu sich nehmen

Die ersten zehn Bissen jeder Mahlzeit sollten immer warm sein, damit unser »Magenfeuer« erhalten bleibt. Salat oder Rohkost gelten deswegen nicht als »schlechte« Nahrungsmittel. Die Frage ist, wann sie konsumiert werden. Tipp: Nach dem Essen, wenn der Magen bereits warme Energie erhalten hat.

Die Maxime »Salat vor dem Essen« entstand im Zusammenhang mit Gewichtsproblemen. Dahinter steht der Gedanke, den Magen mit Salat zu füllen, damit nachher weniger »Dickmachendes« hineinpasst. Diese Annahme ist überhaupt nicht logisch. Der Salat dämmt das Magenfeuer und reduziert die Verdauungsfähigkeit, auch für die nachfolgenden Speisen. Die Leute sind dadurch nicht schlanker geworden. Im Gegenteil, durch solche »Regeln« legt man eher zu!

Reine Rohkostmahlzeiten wie Salatteller, Birchermüesli mit Brot etc. sollten vermieden werden. Der Körper wird dadurch stark abgekühlt. Zu einem Salatteller oder Birchermüesli empfiehlt sich vorab eine wärmende Suppe.

Regelmäßig und pünktlich essen

Unser Verdauungstrakt liebt Regelmäßigkeit, das heißt, immer zur selben Zeit frühstücken, zu Mittag und zu Abend essen. Eine ausgelassene Mahlzeit gilt als »Schuldschein« an den Magen. Sie wird wie eine kalte Mahlzeit gerechnet. Wenn ich das Frühstück oder das Abendessen streiche, dann führe ich dem Körper keine Wärme zu, es entsteht keine Energie. Energetisch ist Hungern gleichzusetzen mit einer kalten Mahlzeit. Wenn man immer zur selben Zeit isst, gewöhnt sich der Verdauungstrakt an diesen Rhythmus. Auslassungen treffen ihn unvorbereitet. Selbstverständlich kann es Verschiebungen geben (Wochenende, Ferien). Was Sie lassen sollten: ständiges »Snacking« und Knabbern. Der Körper braucht Pausen zwischen den Mahlzeiten.

Vor und während des Essens nicht trinken, nach dem Essen warme Getränke konsumieren

Getränke vor dem Essen – speziell kalte Getränke – können dem »Magenfeuer« schaden. Es empfiehlt sich daher, erst nach dem Essen etwas Warmes – oder zumindest Zimmertemperiertes – zu trinken. Auch hier spielt eine »Binsenwahrheit« hinein, nämlich »vor einer Mahlzeit möglichst viel Wasser zu trinken«. Dies, um den Magen präventiv zu füllen … Dabei führt auch diese Maßnahme zu Unterkühlung, in der Folge zu Heißhunger, Gewichtszunahme etc. Mit der Zeit verbrennt der Körper immer schlechter, insbesondere bei eisgekühlten Getränken.

Bier ist das kälteste alkoholische Getränk, es reduziert das Feuer stark

Bier gilt als der Durstlöscher Nummer eins. Alkohol ist generell wärmend, einzig Bier bildet die Ausnahme. Gegen ein Bierchen ab und zu (an heißen Tagen) spricht nichts. Gegen einen regelmäßigen Konsum hingegen viel. Da Bier häufig als Aperitif vor dem Essen getrunken wird (selten in kleinen Mengen), kühlt es das »Magenfeuer« stark. Mit der Zeit wird das Feuer immer kleiner. Die Nahrung kann nicht mehr gut in Qi umgewandelt werden. Sie bleibt liegen und lagert sich ein. Dadurch entsteht der bekannte Bierbauch.

Tiefkühlkost so oft wie möglich meiden

Tiefkühlkost wird in der chinesischen Ernährungslehre als »energetisch tot« angesehen. Das Einfrieren birgt Vorteile. Leider sind die tiefgekühlten Nahrungsmittel extrem kalt, können auch nach dem Kochprozess nicht mehr genügend Wärme liefern. Zudem reduzieren sie das Magenfeuer, liefern dem Körper wenig Qi. Tiefkühlen ist eine moderne Haltbarkeitsmethode und verläuft zeitlich parallel mit der starken Zunahme von Übergewicht. Eindrücklich sieht man dies bei den Nordamerikanern, welche sich fast durchweg mit Tiefkühlkost ernähren (und vor allem eisgekühlte Getränke konsumieren). Da bei der Auswärtsverpflegung in Restaurants und Kantinen ohnehin viele Tiefkühlprodukte serviert werden, sollte man diese zu Hause auf ein Minimum beschränken.

Schwache »Mitte«

Ist die »Mitte« durch das falsche Verhalten schwach geworden, erlöscht das Feuer zusehends. Mit der Zeit ist die »Mitte« nicht mehr in der Lage, die Nahrung in Qi, in Energie, umzuwandeln. Dadurch bleibt die Nahrung »liegen«, es entstehen Feuchtigkeit und Schleim. Der Körper wird träge, müde, kraftlos. Die Energie erreicht ihre Zielorte nicht mehr. Durch dieses Ungleichgewicht, diesen Stau, kann eine Vielzahl von Krankheiten entstehen: eine davon ist das rasant zunehmende Übergewicht. Übergewicht ist Zeichen für eine schwache »Mitte«.

Wärme ist das A und O für den Energieumsatz. Nur ein warmer Mensch ist ein lebendiger Mensch. Kinder sind warm und weich. Je älter der Mensch wird, desto kälter und steifer wird er. Wichtig für unsere Vitalität ist es, möglichst lange warm und weich zu bleiben. Das heißt auch beweglich im

Geist! Und warm im Charakter. Da das zentraleuropäische Klima eher kühl ist, können wir innere Wärme nur durch die Nahrung zuführen. Deshalb ist es in unseren Breitengraden von zentraler Bedeutung, regelmäßig zu essen.

Der Mensch ist weich und zart,
wenn er geboren wird;
wenn er gestorben ist,
ist er steif und starr.

Gräser und Bäume sind biegsam und zart,
wenn sie das Licht der Welt erblicken;
wenn sie tot sind,
sind sie dürr und trocken.

Darum ist das Harte und Starre
dem Tod nahe,
das Zarte und Nachgiebige ist dem Leben nahe.

Darum wird eine starke Armee keine Schlacht gewinnen;
ein starker Baum wird gefällt werden.
Das Harte und Starke wird unterliegen;
das Weiche und Zarte wird siegen.   Laotse

Die Jahreszeiten

Neben dem Prinzip »Möglichst viel Wärme zuführen« spielen in der chinesischen Ernährungslehre auch die Jahreszeiten eine große Rolle. Das Essverhalten und die Wahl der Nahrungsmittel sollten den Jahreszeiten angepasst werden. Für dieses Prinzip spricht die Tatsache, dass der Magen den Rhythmus der Natur in seinem Inneren nachvollzieht.

Frühling

Die Energie ist im Frühling steigend. Die Natur erwacht, alles wird grün und blüht. Die Temperaturen klettern in die Höhe. Es ist wichtig, den Körper am Morgen warm zu halten, sonst stirbt der »Keimling«. Tipp: Fett im Frühling eher sparsam anwenden, sonst wirkt es schwer wie ein Deckel (und hindert die Energie am Steigen). Es sollte weiterhin regelmäßig warm gegessen werden, aber nicht mehr so schwer wie im Winter.

Sommer

Die Energie ist im Sommer öffnend. Sie entfaltet sich voll, bringt Wärme, Hitze und Wachstum. Die Feuer-Energie Yang ist aktiv. Wir sollten deshalb das Yin pflegen. Kühlende, erfrischende (nicht eisgekühlte) Speisen und Getränke neutralisieren die Hitze. Nehmen Sie leichte, nicht fette Nahrungsmittel zu sich, um das Yin zu pflegen. Im Sommer kann man an heißen Tagen auch mal zu Rohkost und Salat greifen, gelegentlich zu einem Bier. Zu dieser Jahreszeit erhalten wir Wärme durch die Natur, brauchen deshalb nicht so viel »Hitze« durch die Nahrung.

Herbst

Die Energie ist im Herbst sinkend, die Blätter fallen. Die Yang-Energie nimmt langsam ab. Das Wetter wird kühler und feucht. Der Mensch ist anfälliger für Krankheiten. Kalte Speisen und Getränke sind zu meiden, weil sie die »Mitte« schwächen. Im Herbst muss diese speziell gepflegt, alles ausgeglichen werden. Die natürliche Bewegungstendenz im Herbst ist das Sammeln. Deshalb nicht zu viele scharfe Speisen essen! Die Schärfe zerstreut die Energie schnell, man beginnt zu schwitzen (wertvolle Energie geht verloren). Eine Süßigkeit nach dem Essen stärkt die »Mitte«. Der Körper lagert Reserven ein, bereitet sich auf die Kälteperiode vor.

Winter

Die Energie ist im Winter schließend. Im Winter sollte Energie gespeichert werden. Ziel: Kräfte sammeln, um im Frühling neu aufzubrechen. Dem Körper sollte in dieser Jahreszeit am meisten Wärme zugeführt werden. Tipp: Jeden Morgen Ingwertee trinken, zusätzlich Suppen und Eintöpfe genießen. Wintergewürze wie Nelken, Zimt, Thymian, Kardamom und Pfeffer sind geeignet, um Wärme zu liefern. Ganz zu meiden sind kalte Speisen.

In allen Jahreszeiten

Generell ist darauf zu achten, dass bei jeder Mahlzeit der erste Schluck, die erste Speise, warm ist. Dieser »Trick« verhindert, dass die Wärme im Magen mit kalten Nahrungsmitteln oder Getränken ausgelöscht wird. Der Magen verdaut im umgekehrten Fall, bei einem »Kälteschock«, die Nahrung nicht richtig. Der Körper kann keine Energie aufbauen. Dadurch entstehen Völlegefühl, Müdigkeit und Blähungen – gegebenenfalls auch Krankheiten.

Nahrungsmittelgruppen

Damit der Körper (unser Haus) einen stabilen Aufbau bekommt, sind vier grundlegende Gruppen von Nahrungsmitteln notwendig. Diese stehen in einem bestimmten Verhältnis. Ziel: Ausgleich, Harmonie, Balance.

45% Getreide   Das Getreide ist die Basis. Es wirkt sättigend und pflegt den Magen. Das Getreide dient als Mörtel zwischen den Steinen. Es sorgt für die Festigkeit des Hauses.

20% Fleisch   Fleisch gibt dem Menschen Kraft und Stärke. Es stellt die Bausteine des Hauses dar.

30% Gemüse   Gemüse schützt vor äußeren Einflüssen und vervollständigt die Palette. Es ist mit dem Verputz eines Hauses zu vergleichen.

5% Obst   Obst sortiert die Energie der Nahrung im Magen. Es gibt dem Menschen innere Schönheit. Bei einem Haus entspricht es dem Erscheinungsbild, der Farbe.

Gewürze   Gewürze dienen als Ausgleich von Yin und Yang. Sie beeinflussen die Isolation/Thermik des Hauses.

Das Elend mit dem Trinken

Trinken war in den letzten Jahren immer wieder ein großes Thema. Die Empfehlung von mindestens 1,5 Liter oder 2 Litern pro Tag ist wohl bekannt. Aber auch hier gilt: Das richtige Maß finden! Eine kleine zierliche Person benötigt weniger Flüssigkeit als eine große kräftige Person.

Es ist wichtig, dass man – über den Tag verteilt – genug trinkt. Es bringt nichts, wenn ich am Abend nach Hause komme und merke: »Oh, ich hab wieder zu wenig getrunken!« Und dann extra viel in mich hineinkippe, weil man halt sollte … Empfehlung: Jede Stunde ein paar Schlucke. Es ist wichtig, regelmäßig genug zu trinken. Passen Sie die Menge Ihrer Tätigkeit sowie dem Klima an. Durst verspüren heißt, es ist bereits ein kleiner Mangel entstanden. Durch ausreichendes Trinken sollte es gar nicht erst zu diesem »Warnsignal« kommen.

Ein Indiz, ob richtig getrunken wird, ist der Urin. Seine Farbe sollte schön hellgelb, fast klar sein. Ist der Urin dunkelgelb, so bedeutet dies, dass Sie zu wenig Flüssigkeit zu sich genommen haben. Ist der Urin sehr klar, so haben Sie zu viel getrunken. Ein Übermaß löscht das »Magenfeuer«, die Energie wird nicht richtig umgewandelt.

Und die richtige Auswahl? Empfehlenswert sind warme Getränke, warmes Wasser oder warmer Tee. Durch die Wärme bleibt das Feuer schön erhalten. Am besten stellen Sie bereits am Morgen eine Thermoskanne bereit (wenn möglich mit ungesüßten Getränken). Stark gezuckerte Getränke schwächen die »Mitte«. Zwischendurch kann auch mal zu Zimmertemperiertem gegriffen werden. Auf keinen Fall zu Flaschen aus dem Kühlschrank (oder Eisgekühltem)!

Wie bereits erwähnt, sollte rund um die Mahlzeiten wenig bis gar nicht getrunken werden. Vor allem nicht in die Nacht hinein! Zu später Stunde besitzt der Körper weniger Energie, um Flüssigkeit oder Nahrung umzuwandeln.

Es gibt Menschen, speziell ältere Personen, welche das Trinken »vergessen«. Das Durstempfinden nimmt im Alter ab. Als Gegenstrategie dienen drei Maßnahmen:

1. Getränke in Sichtnähe halten
2. Erinnerungen einbauen (Wecker, Zettel)
3. Flüssigkeit durch die Nahrung (etwa eine Suppe) zuführen.

Allgemeine Trinktipps

- Flasche oder Glas in Sichtnähe halten.
- Getränke ins »Handgepäck« stecken.

- Abwechslung beim Trinken
- Regelmäßigkeit einhalten, zum Beispiel nach jedem WC-Gang wieder trinken.
- Erinnerungsfunktionen einbauen: durch Wecker, Handy, Computersignal
- Zum Kaffee immer ein Glas Wasser trinken.

Wenn Sie viel Tee trinken, ist es wichtig, die Teesorten zu variieren. Tee ist nicht nur ein Kraut, sondern auch ein Heilmittel. Es ist nicht ratsam, über Wochen hinweg dieselbe Mischung zu verwenden.

Wärmende Teesorten
Ingwertee (nur eine Tasse pro Tag, am Morgen), Lindenblüten, Hagenbutten, Zimtmischungen, Rooibos, Fencheltee

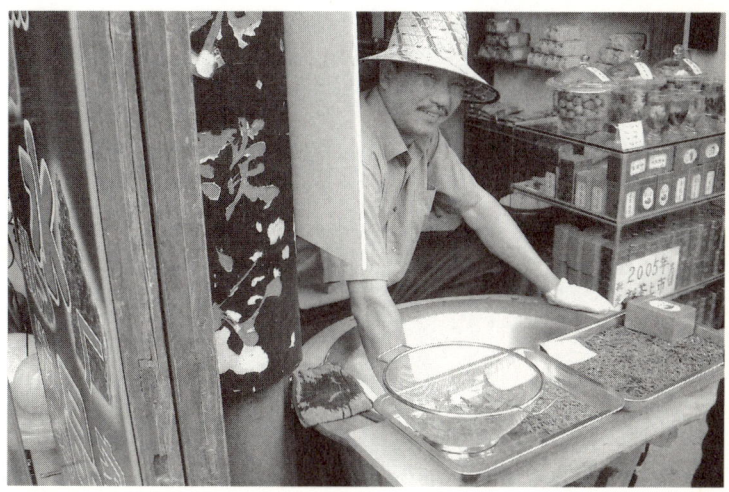

Neutrale Teesorten

Schwarztee, Eisenkraut, Jasmin, Kamille

Kühlende Teesorten

Pfefferminztee, Grüntee, Früchteteemischungen, Kräuterteemischungen

Zwischen wärmenden und neutralen Teesorten können Sie das ganze Jahr über wechseln. Die kühlenden Tees sollten nur an warmen Sommertagen getrunken werden.

Grüntee ist in letzter Zeit sehr bekannt geworden. Er ist ideal für warme Gegenden, nicht jedoch für unser kühles Klima. Zumindest nicht jeden Tag! Grüntee eignet sich speziell zur Sommerzeit (kühlender Charakter).

Letztlich ist Trinken Gewohnheitssache. Wenn Sie Ihr Trinkverhalten umstellen möchten, tun Sie dies langsam! Die Gewöhnung setzt von selbst ein.

Charakter

*»Es gibt kein absolut gesundes
oder schlechtes Nahrungsmittel.«*
Chinesisches Sprichwort

Temperaturverhalten

Unter »Charakter« versteht man das Temperaturverhalten eines Nahrungsmittels. Der Charakter wurde durch Beobachtungen in der zirka 2000-jährigen Geschichte der chinesischen Ernährung mit Speisen und Getränken ermittelt. Der Charakter wird in fünf verschiedene Eigenschaften unterteilt:

kalt – kühl – neutral – warm – heiß

Ein scharfes Gericht (mit Curry, Chili oder Pfeffer) erzeugt ein heißes Gefühl im Körper, es treibt den Schweiß auf die Stirn. Somit ist der Charakter dieser Gewürze heiß. Eine Salatgurke, eine Wassermelone oder ein Joghurt hingegen besitzen einen kalten Charakter; egal, ob sie direkt aus dem Kühlschrank kommen oder lauwarm genossen werden. Beim Essen hat man das Gefühl, die Speisen würden den Magen kühlen.

Die Nahrung an kalten und kälteren Tagen sollte im Bereich warm und neutral liegen. An heißen Tagen drängt sich Kühles nahezu auf.

Der Charakter der bekanntesten Nahrungsmittel ist im Anhang aufgelistet.

Ideales Temperaturverhalten von Nahrungsmitteln zur Stützung der »Mitte«

Ideale Geschmacksrichtungen von Nahrungsmitteln zur Stützung der »Mitte«

Wo würden Sie diese Nahrungsmittel einordnen?

Gehen Sie intuitiv vor! Testen Sie Ihre spontane Einschätzung, indem Sie jedes der angeführten Lebensmittel einem »Charakter« zuteilen. Setzen Sie ein Kreuz in das entsprechende Feld. Die Lösung finden Sie auf Seite 132 f.

Lebensmittel	Charakter				
	kalt	kühl	neutral	warm	heiß
Lammfleisch					
Reis					
Tomate					
Kartoffel					
Knoblauch					

Lebensmittel	Charakter				
	kalt	**kühl**	**neutral**	**warm**	**heiß**
Apfel					
Wassermelone					
Ei					
Pfeffer					
Zimt					
Rotwein					
Tofu					
Schweinefleisch					
Grüntee					
Bier					

Am Anfang war das Feuer

Mit der Nutzung des Feuers (die mutmaßlich vor 1,5 Millionen Jahren einsetzte) sowie den Fortschritten im Werkzeuggebrauch wurde manches einfacher. Die Menschen waren nicht nur in der Lage, mit größerem Erfolg zu jagen. Die Beute konnte in handliche Portionen zerlegt und transportiert werden. Das Feuer half, bis dahin ungenießbare Knollenfrüchte zuzubereiten: Selbst schwer verdauliche pflanzliche Lebensmittel erwiesen sich plötzlich als bekömmlich. In dieser Phase der menschlichen Entwicklung, dem Zeitalter des Homo erectus, kam es auch zu einer bedeutenden körperlichen Veränderung, der Vergrößerung des Gehirns.

Die richtige Zeit

Den Körper *regelmäßig* mit Nahrung zu versorgen ist wichtig. Jede nicht gegessene Mahlzeit gilt als »Schuldschein« an den Magen.

Die größte Mahlzeit sollte am Morgen zwischen 7 Uhr und 9 Uhr eingenommen werden. Dies entspricht der aktivsten Zeit des Magens, dann sind Aufnahmekapazität und Verdauungsleistung in Höchstform. Am Morgen wird am meisten Energie gebraucht. Die Energie muss steigen, Körper und Geist anregen. Der Morgen entspricht dem Frühling des Tages, hier kann einiges verbrannt werden.

Am Mittag sollte man etwas Leichtes, Erfrischendes wählen. Isst man zu schwer, fühlt man sich am Nachmittag schlapp und müde. Der Mittag entspricht dem Sommer des Tages. Das Yang ist zu dieser Zeit am stärksten vorhanden.

Wichtig: Am Abend nicht zu viel und zu schwer essen! Der Abend entspricht dem Winter, die Energie zieht sich zurück. Der Magen hat zwischen 19 Uhr und 21 Uhr seine schwächste Zeit. Darum sollte möglichst zuvor gegessen werden (auf keinen Fall zu spät auf die Nacht hin. Nicht dass die Verdauungsorgane zur Schlafenszeit Schwerstarbeit verrichten). Am Abend braucht der Körper vor allem viel Wärme. Deshalb: Auf keinen Fall kalt essen oder gar eine Mahlzeit auslassen. Neumodischen Empfehlungen wie dem »Dinner-Cancelling« zum Trotz …

Die Einstellung

Achtsamkeit und Genuss bilden wichtige Voraussetzungen – auch um die Substanz der Speisen in wertvolle Essenz und Energie (Qi) umzuwandeln.

Für Europäer ist dieser Blickwinkel nicht immer zu verstehen. Wir kennen zwar die betäubende Wirkung von Alkohol oder die aufputschende Wirkung von Kaffee, sind uns aber oft nicht bewusst, dass wir auf alle Nahrungsmittel und Gewürze äußerst subtil reagieren. Die geistige Leistung wie die psychische Befindlichkeit stehen in direktem Zusammenhang mit der Ernährung.

Einzelne Nahrungsmittel

Fleisch

Fleisch gibt Kraft und zeigt ein warmes, ausgewogenes Temperaturverhalten. Es kräftigt in erster Linie das Yang, befeuchtet auch das Yin. Durch kein Nahrungsmittel wird das Qi so gut ergänzt wie durch Fleisch. In der chinesischen Ernährungslehre wird eine streng vegetarische Ernährung nicht empfohlen, weil durch das Weglassen von Fleisch eine wichtige Energiequelle fehlt. Allerdings sollte fettes Fleisch vermieden werden.

Bei Fleisch ist auf eine gute Qualität zu achten. Ein Tier, das ein glückliches Leben führt, bringt dem Menschen besse-

Fleischsorte	Charakter
Ente	kühl
Fasan	warm
Gans	neutral, kühl
Hirsch	warm
Huhn	warm
Kalb	neutral, warm
Kaninchen	neutral
Lamm	warm
Pferd	kühl
Reh	warm
Rind	neutral, warm
Schnecken	kalt
Schwein	wenig kühl
Taube	neutral
Truthahn	kühl
Wachtel	wenig warm
Ziege	warm
Gegrilltes Fleisch	heiß

res Qi als Fleisch von einem schlecht gehaltenen Tier. Wichtig ist zudem, die Produkte möglichst frisch zu kaufen, richtig zu lagern sowie rasch zu verbrauchen. Tiefgekühltes Fleisch sollte die Ausnahme bilden, da es durch das Einfrieren eiskalt geworden ist (selbst beim Kochen nicht mehr wärmenden Charakter erhält).

Fleisch unterstützt den Bluthaushalt. Dies gilt speziell für Frauen: Stichwort Eisengehalt, monatlicher Blutverlust durch die Menstruation. Es muss nicht ein riesiges Steak sein, aber regelmäßiger Fleischkonsum ist von großer Bedeutung. Fehlt dieses Element, so kann die »Mitte« (Magen/Milz) weniger Blut produzieren. Nicht zuletzt deshalb sind Vegetarier häufig blass, müde und energielos.

Insbesondere das leichte, helle Hühnerfleisch unterstützt den Bluthaushalt. In China wird empfohlen, nach Geburten täglich Hühnersuppe zu essen. Idee: den Blutverlust wettmachen, das Yang stützen. Die Wochenbettdepression hängt aus Sicht der Chinesen unter anderem mit dem starken Blutverlust zusammen. Sie lässt sich durch regelmäßigen Konsum von Hühnerfleisch und Hühnersuppe auffangen.

Auch Vegetarier, für die es ausgeschlossen ist, ein Stück Fleisch zu essen, können durch Fleischsuppen (in denen wirklich Fleisch ausgekocht worden ist), eine gewisse Menge Energie aufnehmen. Nicht zuletzt, um den kühlenden Effekt aufzufangen. Dieser schädigt über längere Zeit den Körper. Um das Qi zu ergänzen sowie Wärme zu erhalten (Yang), benötigt der Mensch Fleisch. Wer längere Zeit auf dieses Lebensmittel verzichtet, realisiert den immensen Unterschied. Die Vitalität steigt durch Fleisch. Umgekehrt nimmt der Heißhunger auf Süßes ab (weil die »Mitte« bereits durch das Fleisch gestärkt worden ist).

Die essbaren Eingeweide der Tiere wirken in der Regel auf den entsprechenden Funktionsbereich des Menschen. So beeinflusst Geflügelleber die Leber oder Kalbslunge die Lunge.
→ *Empfehlung: Mindestens viermal pro Woche bis maximal einmal täglich*

Cholesterin

Fleisch erhielt in unserer Kultur leider ein negatives Image: durch die zahlreichen Skandale, Cholesterin sowie den Medikamenteneinsatz in der Nahrungskette. Die Geschichten mit dem Cholesterin wurden überschätzt, die Einschränkungen übertrieben. Hingegen ist auf artgerechte Aufzucht, Haltung und Transport der Tiere zu achten (inklusive Schlachten und Weiterverwertung).

Cholesterin nimmt im Körper vielfältige und bedeutsame Aufgaben wahr. Eine Hauptaufgabe ist die Stabilität der Membrane der Körperzellen. Cholesterin sorgt für Festigkeit und Elastizität: es schützt die roten Blutkörperchen vor dem Zerfließen, wird für den Neuaufbau von Immunzellen gebraucht und hält die Isolierschicht der Nervenzellen zusammen. Eine unabdingbare Voraussetzung für die Übertragung der Nervensignale!

Die Nebennieren bestehen gar zur Hälfte aus Cholesterin. Das ist für ein hormonbildendes Organ wenig erstaunlich. Immerhin werden aus Cholesterin wichtige Hormone unseres Körpers hergestellt: Sexual- und Stresshormone, Vitamin D für Haut und Knochen, aber auch Gallensäuren zur Fettverdauung oder Lipoproteine für den Fetttransport im Blut.

Aufgrund dieses Sachverhalts verlässt sich der Körper nicht auf die Zufuhr von außen, sondern produziert den Stoff gleich selbst. Leber und Dünndarm sind die körpereigenen Cholesterinfabriken. Von dort aus geht das Cholesterin ins Blut, wo es an Transportproteine gebunden wird. Mit deren Hilfe gelangt es schließlich an diejenigen Stellen, an denen es gerade gebraucht wird. Wie bei einer richtigen Fabrik regeln sich

Angebot und Nachfrage: Ist viel Cholesterin vorhanden (zum Beispiel bei der Zufuhr von außen), wird die Produktion zurückgefahren. Sinkt der Blutspiegel ab (weil sich der Mensch bewusst cholesterinarm ernährt), wird die Produktion angekurbelt. So sorgt der Körper dafür, dass er nicht nur ausreichend mit Cholesterin versorgt ist, sondern auch dafür, dass die Menge an Cholesterin möglichst konstant bleibt. Gewöhnlich zirkulieren etwa zwei Prozent in der Blutbahn, der Rest »sitzt« in den Zellen. Er erfüllt dort seine lebenswichtigen Aufgaben. Auch deshalb sagt der Cholesterinspiegel im Blut herzlich wenig über den wirklichen Choleringehalt aus.

Wie weit diese Regulationsfähigkeit gehen kann – in Anpassung an die jeweiligen Ernährungsbedingungen – demonstrieren Völker, in denen überwiegend Fleisch, Fett und andere tierische Produkte verzehrt werden. Die Bewohner der Polarregion (die Inuit) ernähren sich fast ausschließlich von Fisch sowie dem tranreichen Wal-/ Robbenfleisch. Sie führen sich mit der Nahrung fast doppelt so viel Cholesterin zu wie die Europäer. Trotzdem liegt ihr Cholesterinspiegel bedeutend niedriger. Auch die Massai, ein afrikanisches Hirtenvolk, leben vorwiegend von tierischen Produkten. Tierisches Fett macht zwei Drittel ihrer Gesamtkalorienmenge aus. Gleichwohl reihen sich ihre Serumcholesterinwerte unter denjenigen von Amerikanern oder Europäern ein.

Der Körper reguliert das Gleichgewicht zwischen der Zufuhr von außen und der körpereigenen Produktion. Deshalb lassen sich die Cholesterinwerte bei den meisten Menschen nicht – oder höchstens kurzfristig – über das Essen beeinflussen. Unser Körper versucht, auf lange Sicht den gewünschten

Mittelwert zu halten. Aus diesem Grund sind die meisten Versuche gescheitert, den Cholesterinspiegel durch Ernährung zu senken.

Fisch und Meeresfrüchte

Fische haben wie Fleisch eine gute Wirkung auf Qi und Blut. Auch bei Fisch gilt: auf eine gute Qualität achten! Aus ökologischen Gründen sollte man nicht ausschließlich zu Importgut greifen. Die Meere werden zusehends leer gefischt. Dieses Verhalten stellt eine Bedrohung für die einheimischen Völker dar. Zudem sind die Transportwege lang und aufwändig. Zuchtfische weisen mitnichten dieselbe Energie auf wie wild lebende Tiere, weil ihre Gewohnheiten verändert wurden. Fette Fische (wie zum Beispiel Lachs) enthalten wertvolle Fettsäuren, die Omega-3-Fettsäuren.

Fisch	Charakter
Aal	wenig warm
Austern	kühl
Barsch	neutral
Calamari	kühl
Forelle	warm
Hering	neutral
Hummer	warm
Kabeljau	warm
Karpfen	neutral
Kaviar	kalt
Krebs	kalt
Krevetten (Garnelen)	warm
Lachs	wenig warm
Meeräsche	neutral
Miesmuscheln	kühl
Sardellen	warm
Tintenfisch	kühl
Alle geräucherten Fische	warm

Alle Süßwasserfische sind generell neutral. Je tiefer ein Fisch lebt, je mehr er in der Gegenströmung schwimmt, desto mehr Yang wohnt ihm inne.

→ *Empfehlung: Mindestens einmal alle zwei Wochen, maximal zweimal pro Woche*

Tofu

Tofu wird im Westen als Fleischersatz betrachtet (zur Eiweißaufnahme). Dabei kommt Tofu dem Fleisch überhaupt nicht gleich. Tofu ist vom Temperaturverhalten her kühlend. Es hat

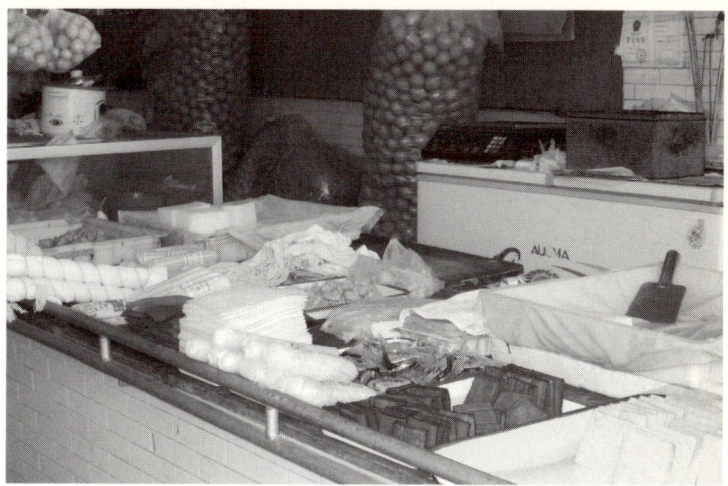

nicht annähernd dieselbe Wirkung wie Fleisch oder Fisch. Der Körper erhält durch Tofu weniger Energie und Kraft als durch Fleisch oder Fisch.

→ *Empfehlung: Tofu ist ein gutes Nahrungsmittel, aber kein Fleischersatz. Gelegentlich kann es auf dem Teller Platz finden.*

Quorn

Für Quorn gilt das Gleiche wie für Tofu. Es ist ebenfalls kühlend und kommt – von der Wirkung her – nicht an Fleisch oder Fisch heran. Was viele nicht wissen: Quorn ist ein gezüchteter Pilz. Er wird in einem langen Herstellungsverfahren künstlich hergestellt.

→ *Empfehlung: Möglichst selten*

Hülsenfrüchte

Hülsenfrüchte gehören zu den am frühesten gezüchteten Pflanzen. Seit zirka 7000 v. Chr. sind sie rund um den Erdball verbreitet: in Westasien, Amerika, im Nahen Osten und in Europa. Zu den Hülsenfrüchten zählen Linsen, Bohnen, Erbsen oder Kichererbsen. Hülsenfrüchte liefern unserem Körper wertvolles pflanzliches Eiweiß sowie Vitamine (Vitamin B1, B2, B6, E, Folsäure), Mineralstoffe (Eisen) und Nahrungsfasern.

Ihr Temperaturverhalten ist grundsätzlich neutral. Es kommt nie in die Nähe von Extremen wie Kälte oder Hitze. Hülsenfrüchte unterstützen neben der »Mitte« auch die Nierenenergie. Linsen besitzen die Fähigkeit, unsere Urenergie (oder die Konstitution) zu kräftigen.

Hülsenfrüchte	Charakter
Bohnen, gelb	neutral
Bohnen, grün	neutral
Bohnen, rot	neutral
Bohnen, schwarz	neutral
Erbsen	neutral
Fave-Bohnen	neutral
Kichererbsen	neutral
Linsen	neutral, warm
Mungbohnen	kühl
Saubohnen	neutral
Sojabohnensprossen	kühl
Tofu	kühl

Hülsenfrüchte müssen vorzeitig eingelegt werden, am besten am Vorabend. Die Kochzeit dauert häufig lange. Bohnen, Erbsen, Linsen etc. gelten als schwer verdaulich.

→ *Empfehlung: Regelmäßig essen*

Eier

Das Ei ist ein sehr wertvolles Nahrungsmittel. Es enthält viele Vitamine und Mineralstoffe sowie hochwertiges Eiweiß. Das Eiweiß ist übrigens vor allem im Eigelb und nicht im Eiweiß enthalten! Auch hier sollte beim Einkauf auf gute Qualität geachtet werden. Eier von glücklichen Hühnern haben ein besseres Qi als Eier von Legebatteriehühnern. Sie schmecken nicht nach Fischfutter und sind korrekt datiert ... Wie das Fleisch gerieten auch die Eier durch den Cholesteringehalt in Verruf. Gleichwohl ließ sich kein negativer Einfluss nachweisen. Im Gegenteil: In der chinesischen Ernährungslehre stärkt

Eier	Charakter
Hühnerei	neutral
Eigelb	neutral
Eiweiß	kühl
Taubenei	warm
Wachtelei	neutral

das Eigelb sogar die Herzenergie, kann Herzproblemen vorbeugen. In flüssiger Form verfügt Eigelb über ein besseres Qi als hart gekocht. Es gibt keinen ersichtlichen Grund, nicht ab und zu ein Drei-Minuten-Ei oder ein Spiegelei zu essen.

→ *Empfehlung: Mindestens zweimal pro Woche, maximal ein Stück pro Tag*

Milch und Milchprodukte

Zu Milch und Milchprodukten existieren verschiedene Theorien. Grundsätzlich ist Milch ein einheimisches Naturprodukt. Die Milch bildet den Hauptlieferanten für Kalzium. In anderen Ländern ist die Kuhmilch nicht so bekannt wie bei uns. China bildet da keine Ausnahme! Aus Sicht der chinesischen Ernährungslehre wirken sämtliche Milchprodukte sehr stark Qi-absenkend. Sie besitzen tendenziell einen kühlen Charakter, können Verschleimungen hervorrufen. Personen, die zu solchen Erscheinungen neigen (wie zum Beispiel Erkältungen, Mittelohrentzündung, Übergewicht etc.) sollten Milch und Milchprodukte meiden. Menschen ohne diese Beschwerden müssen sich nicht weiter einschränken. Wichtig ist, Milch – als neutrales bis kühlendes Element – nicht zu Beginn einer Mahlzeit zu konsumieren. Es ist alles andere als ratsam, Milch morgens auf nüchternen Magen zu trinken. Tipp: Nach einem warmen Tee oder einem stärkenden Essen. Die Milch reduziert ansonsten über eine gewisse Zeit das Magenfeuer. Ein ungünstiger Start in den Tag. Warme Milch ist eher zu empfehlen als kalte Milch. Nicht alle Milchprodukte wirken gleich (siehe Tabelle).

Durch die Schleimbildung im Körper fördern Milch und Milchprodukte eine geschmeidige Haut und helfen bei Verstopfung; vorausgesetzt, sie werden richtig eingesetzt. Zu viel Käse kann Entzündungen im Körper hervorrufen und sollte deshalb bei Rheuma, Gicht, Polyarthritis etc. gemieden werden.

Zum Standardfrühstück »Birchermüesli« lesen Sie mehr auf Seite 31.

Milch/Milchprodukte	Charakter
Butter	neutral
Frischkäse	kalt
Joghurt	kalt
Käse	neutral
Kefir	kühl
Kuhmilch	neutral
Quark	kühl
Sahne	neutral
Sauermilch	kühl
Sauerrahm	kühl
Sojamilch	neutral, kühl
Ziegenmilch	warm

Sojamilch

Nachdem man die Sojabohnen im Wasser zum Quellen gebracht hat, werden sie verfeinert und abgesiebt, bis ein milchiger Saft entsteht. Diesen bezeichnet man als »Sojamilch«. Sojamilch ist in unseren Breitengraden weniger bekannt. Sie kann als Kuhmilchersatz dienen. Ein »Kann«, kein Muss!

Schützt Milch vor Osteoporose?

Bei Osteoporose werden die Knochen brüchig, weil ihnen der stützende Kalk fehlt. Kalk besteht aus Kalzium und Karbonat. Kalzium wiederum ist in Milch und Milchprodukten reichlich enthalten. Folglich muss man nur viel Milch trinken, Joghurt und Käse essen, um sich vor Osteoporose zu schützen? So weit die Theorie. Wäre diese richtig, müsste Knochenschwund in denjenigen Gegenden häufig auftreten, wo wenig Milch getrunken wird. Dem ist jedoch nicht so!

Unser Knochengewebe befindet sich in einem ständigen Auf- und Abbau: Ein Prozess, in welchem verschiedene körpereigene Hormone eine Rolle spielen. Bei Osteoporose verläuft der Abbau schneller als der Aufbau. Kalzium aus dem Abbau wäre also vorhanden, aber es wird nicht mehr aufgenommen. Was nützt indes die beste Kalziumzufuhr, wenn das Mineral ausgeschieden wird? Weil die Transporteure fehlen, weil es vor dem Einbau abgefangen wird oder weil eine Fehlregulation den ganzen Prozess auf »Knochenabbau« geschaltet hat? Zahlreiche Medikamente wie Cortison, Tetracycline oder das Schilddrüsenhormon Thyroxin (aber auch Stimmungsschwankungen oder Lichtmangel) beeinflussen den Knochenstoffwechsel. Sie wirken endokrinologisch, das heißt auf hormonellem Weg. Auch die Unsitte, Extraportionen an Vitamin C zu schlucken, fördert Osteoporose. Zitrate und Phosphate, die in der westlichen Ernährung reichlich vorhanden sind (Cola, Orangensaft, Schmelzkäse, Wurstwaren), bilden mit Kalzium Komplexe. Sie verhindern die Aufnahme des Kalziums. Die mit Abstand fatalste Ursache von Osteoporose ist jedoch das einseitige Regime von Diäten und Hungerkuren.

Wie steht es nun um die Behauptung, dass Frauen, welche in ihrer Kindheit reichlich Milch getrunken haben, im Alter seltener unter Osteoporose leiden? Diese »Beweise« gibt es – und sie bilden zugleich ein Musterbeispiel für wissenschaftliche Manipulation. Die populärste Studie stammt aus Deutschland. Sie verglich 65 Patienten mit Osteoporose

mit 76 gesunden Personen. Das Resultat: Bei der Patienten-
gruppe war in der Kindheit und Jugend die Kalziumaufnah-
me durch Milch und Milchprodukten signifikant niedriger
als bei den Kontrollpersonen. Der Haken: Die Kindheit bzw.
Jugend der Betroffenen fiel in die Zeit des Zweiten Welt-
krieges. Wer damals reichlich Milch bekam, der hatte zu essen und musste nicht hungern. Hunger führt zu Knochenschwund. Die Studie gibt übrigens weder Auskunft darüber,
wie viel Kalzium bzw. Milch die Teilnehmer zu sich genommen hatten, noch, ob sie damals hungerten oder nicht. Dennoch wird das Ergebnis laufend einer breiten Öffentlichkeit
vermittelt.

Nach der Diagnose »Osteoporose« können sich viele Pati-
entinnen auf einmal nicht mehr daran erinnern, je viel Milch
getrunken zu haben. Die Krankheit ist für sie die Bestätigung
einer fatalen Unterlassung. So gelingt es der Wissenschaft ele-
gant, ihre eigenen Thesen zu untermauern, ja einen Irrglau-
ben zu stützen. (Quelle: Pollmer und Warmuth: Lexikon der
populären Ernährungsirrtümer, 2000)

Laktoseintoleranz (Unverträglichkeit von Milchzucker)
In Deutschland leiden zirka 14 Prozent der Erwachsenen nach
dem Konsum von Milch unter Bauchschmerzen, Blähungen,
dünnen Stühlen oder Durchfällen. In Schweden trifft es nur
jeden hundertsten, in Italien jeden zweiten, in China, Thailand
und Afrika praktisch alle. Kaum verwunderlich, dass Milch in
weiten Teilen Asiens als ungesund gilt.

Milch ist nicht nur reich an Eiweiß, Fettsäuren, Vitaminen
und Mineralstoffen. Milch enthält darüber hinaus Milchzucker

(Laktose). Dieser verleiht ihr den leicht süßen Geschmack. Um diesen Milchzucker zu verwerten, benötigt der Körper ein Enzym namens Laktase. Alle Säugetiere, auch die Menschen, bilden Laktase. Sie tun dies, bis sie entwöhnt sind, also keine Muttermilch mehr benötigen. Laktoseintoleranz sollte bei Erwachsenen der Normalfall sein.

Wer unter Laktoseintoleranz leidet, muss nicht nur bei Milch vorsichtig sein, sondern bei allen Milchprodukten. Allerdings sollten Milchprodukte, welche unter der Mitwirkung von Milchsäurebakterien hergestellt werden, kaum Laktose enthalten. Erstens wird bei der Dicklegung mit Molke ein Teil des »Beschwerdenerregers« entfernt. Zweitens besitzen die Mikroorganismen Enzyme, mit denen sie den Milchzucker abbauen. Deshalb vertragen viele Joghurt besser als Milch.

→ *Empfehlung: Je nach Veranlagung, sehr unterschiedlich*

Getreide und Kartoffeln

Unsere Nahrung sollte zu 45 Prozent aus Getreide bestehen, aus Stärkebeilagen. Diese wirken sättigend und pflegen den Magen. Die stärkehaltigen Nahrungsmittel (Getreide und Kartoffeln) gelten als Basis jeder Hauptmahlzeit.

Getreide haben in der Regel ein neutrales Temperaturverhalten. Einige Sorten weisen eine Tendenz zu Kälte oder Wärme auf. Es gibt keine Getreideart mit extremem, sprich heißem oder kaltem Temperaturverhalten. Ihr Geschmack ist zumeist süß; ein Umstand, welcher auf ihre Säfte spendende und Energie bereitstellende Wirkung hinweist. Entsprechend stützt Getreide speziell die »Mitte«.

Auch die Kartoffel ist geeignet, um die »Mitte« zu stärken. Sie zählt zu den hochwertigen Nahrungsmitteln. Bei uns wird sie als Stärkebeilage angesehen, in anderen Ländern – wie im asiatischen Raum – gilt die Kartoffel als Gemüse. Deshalb wird sie im Anhang dieses Buches unter zwei Kategorien angeführt.

Reis ist neutral und eignet sich zu jeder Mahlzeit. Er gleicht die verschiedenen Geschmäcker aus. Roher Reis sollte gewaschen werden, bis das Wasser klar ist. Ungewaschener Reis kann zu Verstopfung führen. Das Reiswasser ist anschließend derart seifig, dass damit Geschirr gewaschen werden könnte.

Teigwaren besitzen die Eigenschaft, Feuchtigkeit im Körper zu produzieren. Zu viel Feuchtigkeit führt zu Verschleimung, auch zu Übergewicht. Die Feuchtigkeit der Teigwaren kann

Getreide	Charakter
Amaranth	warm
Buchweizen	warm
Dinkel	wenig kühl
Gerste	kühl
Grünkern	warm
Hafer	warm
Hefebrot	kühl
Hirse	kühl
Klebereis	warm
Mais	neutral
Reis	neutral
Roggen	kühl
Teigwaren	neutral
Vollkornreis	neutral
Weizen	kühl

Kartoffel	Charakter
Kartoffel	neutral
Süßkartoffel	warm

mit Säure ausgeglichen werden. Tomatensauce oder ein Tropfen Essig (speziell Balsamico-Essig) eignen sich vorzüglich.

Für Brot gilt das Gleiche wie für die Teigwaren. Auch durch Brot entsteht Feuchtigkeit im Körper. Um die Feuchtigkeit auszugleichen, empfiehlt es sich, Brot nur am Morgen zu essen. Einen bekömmlichen Ausgleich schafft Konfitüre mit viel Fruchtanteil.

→ *Empfehlung: Abwechslung, dreimal täglich zu jeder Hauptmahlzeit*

Vollkornprodukte geeignet oder ungeeignet?

Vollkornprodukte eignen sich für viele, aber nicht für alle Leute, siehe Seite 126. Wir erleben häufig, dass Leute sich bemühen, möglichst viele Nahrungsfasern zu sich zu nehmen, weil diese als gesund gelten. Achten Sie darauf, was Ihr Körper anzeigt (Verarbeitung, Verdauungsbeschwerden, Unwohlsein). Überfordern Sie ihn nicht!

Nüsse und Samenfrüchte

Nüsse und andere Samenfrüchte sind in der Regel süß und neutral, einige tendieren zur Wärme. Grundsätzlich wirken sie vor allem auf die »Mitte«. Es ist zu berücksichtigen, dass diese Nahrungsmittel in geröstetem Zustand ein warmes oder heißes Temperaturverhalten zeigen. Nüsse und Samen enthal-

Nüsse und Samen	Charakter
Cashewnuss	warm
Erdnuss	neutral
Fenchelsamen	warm
Haselnuss	neutral
Kastanie	warm
Kokosnuss	neutral
Kürbiskerne	neutral
Lotusnuss	neutral
Mandel	neutral
Pinienkerne	wenig warm
Pistazie	warm
Sesam, schwarz	neutral
Sesam, weiß	kühl
Sonnenblumenkerne	neutral
Walnuss (Baumnuss)	warm

ten wertvolle Fettsäuren. Der Fettanteil ist jedoch hoch (rund 50 Prozent). Konsumieren Sie Mandeln, Kürbiskerne etc. deshalb mit Maß.

→ *Empfehlung: Ab und zu, mit Maß*

Gemüse und Pilze

Das Grundbedürfnis nach Nahrung wird in erster Linie durch Getreide abgedeckt. Gemüse dient dabei der geschmacklichen Abrundung – manchmal auch als Farbtupfer oder zur Dekoration. Die Gemüsearten haben (im Gegensatz zu Getreide) ein breites Wirkungsspektrum. Das Temperaturverhalten variiert von Sorte zu Sorte, zwischen kalt und heiß. Speziell gut auf die »Mitte« wirken Wurzel- und Knollengemüse wie Fenchel,

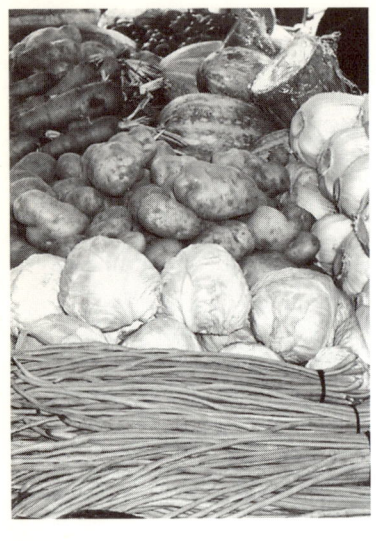

Karotte, Kartoffel, Kohl. Blattgemüse wie Spinat oder Salat sind im Allgemeinen neutral oder kühl. Pilze besitzen meist ein neutrales oder kühles Temperaturverhalten. Sie unterstützen dadurch die »Mitte«.

Grundsätzlich kann man sich auf die Jahreszeit verlassen. Diejenigen Gemüse, welche im Sommer wachsen, verfügen über einen neutral-kühlenden Charak-

ter. Gemüsearten, die im Winter wachsen, tendieren zu einem neutral-warmen Charakter. Je nachdem liefern diese Lebensmittel Kälte oder Wärme. Wenn Sie auf die Jahreszeit achten und den Einkaufszettel saisonal ausrichten, liegen Sie im Rhythmus der Natur.

→ *Empfehlung: Mindestens zweimal pro Tag in gekochter Form und maximal einmal pro Tag roh*

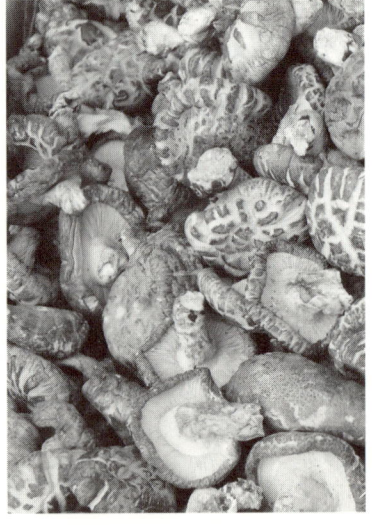

Rohkost: geeignet oder ungeeignet?

Rohkost, also ungekochte Nahrungsmittel, besitzt wenig Wärme. Der Körper erhält – insbesondere zu Beginn einer Mahlzeit – nicht genügend Kraft, die Nahrung umzuwandeln. Deshalb sollte man mit Rohkost eher zurückhaltend sein, sie erst nach etwas Warmem genießen (etwa einem Teller Suppe). Behalten Sie die Jahreszeit sowie Ihre eigene Tendenz, zu frieren/schwitzen, im Auge!

Rohkost wird am Mittag besser vertragen als abends. In der Tagesmitte ist von Natur aus mehr Energie da. Deshalb sollte Rohkost speziell beim Abendessen (und auf die Nacht hin) ganz weggelassen werden.

Tiefkühlgemüse versus Frischgemüse

Tiefkühlgemüse ist in unserer Zivilisation sehr beliebt. Der Kühlprozess findet relativ schnell nach der Ernte statt. Aus Sicht der chinesischen Ernährungslehre ist Eingefrorenes derart kalt, dass es sich auch durch den Kochprozess (oder das Würzen) nicht mehr erwärmen lässt. Hochwertiges Frischgemüse ist Gefriergut vorzuziehen. Als ideal erweist sich ein eigener Garten oder das Einkaufen direkt beim Produzenten (Bauernhof).

Kraut und Rüben

Grundsätzlich gilt: Gemüse immer saisongerecht einkaufen – und frisch genießen. Gekochtes Gemüse sollte bei keiner Hauptmahlzeit fehlen. Ausnahme: das Frühstück. Zwischendurch nicht zu viel Rohkost konsumieren. Wenn, dann nach einer warmen Mahlzeit.

Gemüse	Charakter
Algen	kalt
Artischocke	kühl
Aubergine	kühl
Avocado	kühl
Bambussprossen	kalt
Blattsalat	kühl
Blumenkohl	kühl
Bohnen, grün	neutral
Broccoli	kühl
Chicoree	kühl
Chinakohl	neutral, kühl
Eisbergsalat	kühl
Endivien	kühl
Erbsen, grün	neutral
Feldsalat	neutral
Fenchel	warm
Frühlingszwiebel	warm
Grüner Salat	kühl
Gurke	kalt
Karotte	neutral
Kartoffel	neutral
Knoblauch	warm
Kohlrabi	kühl
Kürbis	warm
Lattich	kühl
Lauch	warm
Löwenzahn	kühl
Mais	neutral
Mangold	kühl

Meerrettich	warm
Olive	neutral
Pastinake	kühl
Peperoncini	heiß
Peperoni (Paprika)	neutral
Radicchio	kühl
Radieschen	kühl
Rettich, weiß	kühl
Rhabarber	kalt
Rosenkohl	neutral
Sauerkraut	kühl
Schnittlauch	warm
Schwarzwurzel	kühl
Sellerie	kühl
Spargel	kühl
Spinat	kühl
Sprossen	kühl
Stangensellerie	kühl
Süßkartoffel	warm
Tomate	kühl
Weißkohl	neutral
Zucchini	kühl
Zuckererbsen	neutral
Zwiebel	warm

Pilze	**Charakter**
Austernpilz	etwas warm
Champignon	kühl
Mu Errh	neutral, kühl
Shitake	neutral

Früchte

Allgemein weisen Früchte einen süßen oder sauren Geschmack auf. Hinzu kommt ein zur Kälte bzw. Kühle tendierendes Temperaturverhalten. Apfel, Birnen, Bananen und Zwetschgen bringen Säfte hervor. Wir verbinden sie mit »durststillend« und »verdauungsfördernd«. Allerdings gibt es auch Früchte wie Feigen, Kirschen und Weintrauben, welche mit ihrem süßen Geschmack (und warmen) Temperaturverhalten das Blut unterstützen.

Früchte werden meistens frisch und roh, aber auch in Form von Trockenobst gegessen. Die chinesische Diätetik mildert das kühle Temperaturverhalten durch Kochen oder Dünsten.

Getreide bildet die Basis, Gemüse dient der Vervollständigung eines Menüs. Welche Funktion haben nun die Früchte?

Sie sortieren die Energie im Magen, wirken unterstützend, ja regulierend. Als Nachtisch bilden sie eine echte Krönung jedes Essens.

Früchte	Charakter
Ananas	heiß
Apfel, reif, süß	neutral
Apfel, grün, sauer	etwas kühl
Aprikose	warm
Banane	kalt
Birne	kühl
Brombeere	neutral
Dattel	neutral
Erdbeere	kühl
Feige	neutral
Granatapfel	warm
Grapefruit	kühl
Heidelbeere	neutral
Holunderbeere	kühl
Honigmelone	kühl
Johannisbeere	kühl
Kaki	kalt
Karambola/Sternfrucht	kalt
Kirsche	warm
Kiwi	kalt
Kokosnuss	neutral
Kumquat	warm
Longan	neutral, warm
Litschi	warm
Mandarine	neutral
Mango	kalt
Nektarine	neutral

Früchte	Charakter
Orange	kühl
Papaya	kühl
Pfirsich	warm
Pflaume	neutral
Preiselbeere	kühl
Quitte	neutral
Rosine	warm
Stachelbeere	kühl
Traube	neutral
Wassermelone	kalt
Zitrone	kalt
Zuckermelone	kalt

→ *Empfehlung: Mindestens zweimal pro Tag, nach einer Mahlzeit*

Fünf Portionen am Tag?

Obst ist gesund. Die hohe Anpassungsfähigkeit des menschlichen Körpers wird jedoch gerne übersehen. Eskimos ernährten sich fast ausschließlich von Fleisch und Fett. Gleichwohl ertrugen sie die enorme Belastung des Körpers durch eisige Kälte über Generationen hinweg. Die Massai in Afrika lebten die meiste Zeit nahezu von Milch und Blut ihrer Rinder. Diese Menschen waren größer und kräftiger als ihre Nachbarn. Würden unsere Vorstellungen vom »Bedarf« des Menschen an bestimmten Nährstoffen zutreffen, wären Völkergruppen wie die Eskimos oder Massai längst vom Erdboden verschwunden. Die Regel »Take five« (fünfmal Gemüse oder Früchte pro Tag) gilt demnach nicht für alle.

Tipp: Gezielt, nicht zwischendurch, saisongerecht. In der warmen Jahreszeit, wenn das Angebot an einheimischen Produkten groß ist, kann mehr Obst gegessen werden. Im Winter ist die Auswahl klein. Deshalb sollte man weniger Früchte konsumieren. Für die kalte Jahreszeit eignen sich vor allem Dörrobst und gekochte Früchte (in Form von Kompott). Apfelkompott mit Zimt verbinden viele mit Advent, Weihnachten, Vorfreude …!

Zitrusfrüchte, eine Vitaminbombe?

Die Zitrusfrüchte haben im Winter Hochsaison: als Vitamin-C-Spender, die uns vor Schnupfen, Erkältung oder Grippe schützen sollten. Wie aus der vorherigen Tabelle ersichtlich, sind alle Zitrusfrüchte neutral bis kalt. Dies besagt, dass sie sich für Menschen in nördlichen Breitengraden nicht eignen. Das Thermometer bewegt sich bereits um den Gefrierpunkt herum, und dann verzehren wir auch noch kalte Früchte in rauen Mengen! Zitrusfrüchte sind bestimmt für Menschen in warmen oder sehr heißen Ländern. Dort bilden sie den richtigen Ausgleich. Dass man mit möglichst viel Vitamin C Schnee und Kälte trotzt, ist bis jetzt nicht erwiesen: weder bei den Abwehrkräften noch hinsichtlich Erkältungshäufigkeit.

Öle und Fette

Das Temperaturverhalten von Fetten und Ölen erweist sich bei roher Verwendung meist als neutral, mit einer Tendenz zur Wärme oder zur Kälte. Durch Erhitzen – etwa beim Braten oder Frittieren – verändert sich das Temperaturverhalten.

Fette und Öle sollten sparsam verwendet werden, da sie sehr viel Kalorien enthalten.

Grundsätzlich sind pflanzliche hochwertige Fette den tierischen vorzuziehen. Erstere liefern günstigere Fettsäuren für unsere Gesundheit. Für die kalte Küche eignen sich hochwertige kaltgepresste Öle.

Für das Erhitzen – vor allem für das Braten – verwenden Sie mit Vorteil raffinierte Öle, Butter oder Bratbutter. Die Fettsäuren der hochwertigen Öle werden durch das starke Erhitzen zerstört. Dies kann negative Wirkungen auf unsere Gesundheit haben. Kaltgepresste Öle auf keinen Fall zu stark erhitzen, sondern für die kalte Küche verwenden (oder für das kurze Anbraten von Gemüse).

Öle/Fette	Charakter
Butter	neutral
Distelöl	neutral
Erdnussöl	neutral
Olivenöl	neutral, kühl
Rapsöl	warm
Schweineschmalz	kühl
Sesamöl	neutral, kühl
Sojaöl	warm
Sonnenblumenöl	neutral
Traubenkernöl	warm
Weizenkeimöl	neutral, kühl

Wenig Fett! Tipps für die Zubereitung:

- Neben dem Herd ein dunkles Glas mit wenig Öl bereithalten. Einen Pinsel eintauchen, die Pfanne damit ausstreichen.
- Die Butter in der Pfanne mit Haushaltspapier einreiben. Die restliche Butter wieder entfernen.
- Fettsparende Zubereitungen sind: dünsten, dämpfen, grillen, im eigenen Saft garen. Dazu kommen Römertopf, Steamer etc.

Gewürze

Mit Gewürzen kann man spielen, Fantasie und Kreativität einbringen. Jeder Mensch würzt Gerichte anders. Bei den Gewürzen liegt das Temperaturverhalten zwischen kalt und heiß. Durch das Würzen der Speisen wird das Temperaturverhalten ausgeglichen. Wenn zum Beispiel eine gedämpfte Tomate, die kühl wirkt, mit Pfeffer und Knoblauch, die heiß wirken, abgeschmeckt wird, verändert sich das Temperaturverhalten der Tomate. Sie erscheint neutral bis warm. So kann man die Thermik vieler Gerichte variieren, je nach Kombination und Konzentration. Achtung: Ja nicht die nachstehende Tabelle auswendig lernen! Genauso wenig wie die Wirkung einzelner Nahrungsmittel! Die Mischung macht's. Einziges Plus: Warme Kräuter führen dem Körper zusätzliche Energie zu.

Kräuter/Gewürze	Charakter
Agar-Agar	kalt
Basilikum	neutral
Beifuß	warm
Chili	heiß
Dill	neutral
Essig	warm
Estragon	warm
Fenchelsamen	warm
Frühlingszwiebel	warm
Ingwer, frisch	warm
Ingwer, getrocknet	warm/heiß
Kakao	warm
Kardamom	warm
Koriander	warm
Kresse	kühl
Kreuzkümmel	warm
Kümmel	warm
Kurkuma	warm
Liebstöckel	warm
Lorbeer	warm
Majoran	warm

Kräuter/Gewürze	Charakter
Miso	kalt
Mohn	warm
Muskatnuss	warm
Nelken	warm
Oregano	warm
Paprika	heiß
Petersilie	warm
Pfeffer	heiß
Rosmarin	warm
Safran	warm
Salbei	kühl
Salz	kalt
Schnittlauch	warm
Senf	warm
Sojasauce	kalt
Süßholz	warm
Sternanis	warm
Thymian	warm
Vanille	warm
Wacholderbeere	warm
Zimt	warm
Zwiebel	warm

Süßigkeiten

Im Maß genossen, stärken Süßigkeiten – durch den süßen Geschmack – die »Mitte«. Wird jedoch zu viel Süßes konsumiert, schwächt dies die »Mitte«. Die Empfehlung orientiert sich an Paracelsus: »Die Dosis macht das Gift«. Wer ständig Lust auf Süßes empfindet, krankt an einer schwachen »Mitte«. Die »Mitte« schreit nach Süßem, um sich kurzfristig zu stärken. Längerfristig nützt die erhöhte Zufuhr nichts, schadet gar.

Süßes eignet sich am besten nach dem Essen. Durch die Wärme des vorangegangenen Mahls brennt das Magenfeuer bereits. Es kann die Süßigkeit optimal verarbeiten. Zudem hat Süßes die Funktion, den Magen zu schließen. Deshalb ist es als Nachtisch zu genießen! Wird Süßes vor dem Essen konsumiert (auch alle Süßgetränke), schließt sich der Magen. Die nachfolgenden Speisen können nicht mehr gut verwertet werden.

Gänzlich abzuraten ist von künstlich gesüßten Produkten. Langzeitstudien zu dieser Wirkung fehlen. Gleichwohl lässt sich festhalten, dass sie den Körper irreführen. Sie signalisieren ihm die Zufuhr von Zucker (Geschmack, Geruch), der Verdauungstrakt erhält aber nichts Entsprechendes. Die

Folge: Der Körper schreit erneut nach Süßem. Warum? Weil das Hormon Insulin den Zucker aus dem Blut abbaut. Ein niedriger Blutzucker ruft Hungerzeichen hervor – vor allem nach Zucker.

Süßungsmittel	Charakter
Ahornsirup	kühl
Honig	neutral
Kandiszucker, braun	warm
Kandiszucker, weiß	kühl
Malz	neutral
Marzipan	neutral
Zucker, braun	warm
Zucker, weiß	kühl

Getränke

Tee ist das Getränk, welches am meisten zu empfehlen ist. Starten Sie den Tag mit gesüßtem Ingwertee (Rohrzucker). Das Rezept finden Sie auf Seite 101.

Wenn Wasser oder Mineralwasser getrunken wird, sollte es mindestens Zimmertemperatur aufweisen. Verzichten Sie auf Flaschen aus dem Kühlschrank oder Eiswürfel.

Süßgetränke liefern sehr viel Zucker und Kalorien. Durch ihren süßen Geschmack schwächen sie die »Mitte« stark. Süßgetränke eignen sich nicht für den Alltag. Sie sollten höchstens zu besonderen Anlässen konsumiert werden.

Für Lightgetränke gilt dasselbe wie für künstlich gesüßte Festnahrung, vergleiche Seite 109 f.

Getränke	Charakter
Apfelsaft	kühl
Brottrunk	kühl
Fruchtsaft	kühl
Gemüsesaft	kühl
Mineralwasser	kalt
Orangensaft	kalt
Traubensaft	neutral

Kaffee

Kaffee besitzt ein warmes Temperaturverhalten, eine entwässernde Funktion und genug Koffein, um Sie für eine Weile wach zu halten. Kaffee sollte mit Maß getrunken werden. Die Empfehlung lautet: maximal zwei bis drei Tassen pro Tag.

Kaffee	Charakter
Getreidekaffee	warm
Kaffee	warm

Tee

Tee besitzt, obwohl er warm getrunken wird, einen kühlen bis warmen Charakter. Tee eignet sich als Getränk für den ganzen Tag. Wichtig ist jedoch, dass man häufig wechselt. Teekräuter sind auch Heilkräuter und haben verschiedene Wirkungen auf den Körper. Darum sollte man nicht über Wochen hinweg dieselbe Sorte trinken.

Tee	Charakter
Eisenkraut (Verveine)	neutral
Fenchel	warm
Frauenmantel	kalt
Früchte	kühl
Grüntee	kühl
Hagebutten	warm
Hibiskus	kühl
Ingwer	warm
Jasmin	neutral
Kamille	neutral
Kräutermischungen	kühl, neutral
Lindenblüten	warm
Löwenzahn	kalt
Malven	kühl
Melisse	kühl
Pfefferminz	kühl
Rooibos	warm
Schafgarbe	kalt
Schwarz	neutral
Süßholz	warm
Wermut	kalt
Yogi	warm
Zimtmischungen	warm

Alkohol

Je nach Alkoholgehalt sind die Getränke neutral bis heiß, nur Bier ist kühl. Ansonsten dynamisiert Alkohol das Qi und das Blut, entfacht eine wärmende Wirkung. Alkohol sollte mit Maß genossen werden. Regelmäßig ein Glas Rotwein wird von der chinesischen Ernährungslehre allerdings empfohlen: speziell für Personen, die häufig frieren.

Alkohol	Charakter
Bier	kühl
Bitterlikör	heiß
Champagner	kühl
Cognac	heiß
Glühwein	heiß
Likör	warm
Prosecco	kühl
Reiswein	warm
Rotwein	warm
Schnäpse	heiß
Weißwein	neutral
Whisky	heiß
Wodka	heiß

Geschmack

»Die Weisen lassen sich vom Bauch leiten, nicht von den Augen.«
Laotse

In der chinesischen Ernährungslehre gibt es fünf Geschmacks-richtungen:

sauer – bitter – süß – scharf – salzig

Diese gilt es möglichst ausgeglichen zu konsumieren. Verzichten Sie auf Extreme wie ausschließlich Scharfes, Salziges bzw. Süßes. Der Geschmack spricht unterschiedliche Organe an. Bei übermäßiger Bevorzugung einer Geschmacksrichtung entsteht ein Ungleichgewicht. Der Verlauf gewisser Krankheiten (zum Beispiel einer Erkältung) wird durch das Weglassen bestimmter Geschmacksrichtungen begünstigt.

Sauer

Apfel, Aprikose, Zitrone, Essig, Tomate, Orange, Quark, Sauermilch, Ananas, Kiwi, Mango
»Sauer« spricht die Leber und Gallenblase an. Sauer wirkt

leicht senkend und zusammenziehend. Dieser Geschmack ist verantwortlich für die Dehnung der Sehnen. Zu viel Saures kann zu Beschwerden (Steifheit und Krämpfen) führen.

Sauer-kühle Nahrungsmittel erfrischen den Organismus. Sauer zieht nach innen und ist somit förderlich bei einem zerstreuten, unkonzentrierten Geist oder bei einer rastlosen Lebensweise. Der saure Geschmack wirkt kontraindizierend (das heißt verstärkend), etwa bei akuten Erkältungskrankheiten. Solange sich die krank machenden Einflüsse in den äußeren Körperschichten befinden, zieht der saure Geschmack die Krankheitsfaktoren in tiefere Körperschichten. Dadurch verschlechtern sich Krankheitsverlauf und Behandlungserfolg. Greifen Sie bei einer starken Erkältung keinesfalls zu einer »heißen Zitrone«! Die richtige Therapie ist hier der scharfe Geschmack, welcher die Poren öffnet, das Schwitzen anregt und die Oberfläche befreit (mit anderen Worten: Zwiebeln oder Ingwertee anwenden, siehe Seite 89 und 127). Ein Übermaß an sauren Lebensmitteln schädigt die Muskulatur, verletzt die Sehnen und ist bei Weichteilrheumatismus und Arthritiden zu vermeiden.

Bitter

Basilikum, Löwenzahn, Petersilie, Kaffee, Schwarztee, Grüntee, Chicoree, Sellerie

»Bitter« spricht das Herz und den Dünndarm an. Bitter senkt, leitet aus und trocknet. Zu viel Bitteres kann trockene Haut erzeugen, im Endeffekt zu Erbrechen und Durchfall führen: zum Beispiel durch einen hohen Kaffeekonsum.

Bitter-kühl leitet nach unten. Es unterstützt die Verdauungs- und Ausscheidungsfunktionen des Organismus. Der bitter-warme Geschmack (in Form von Aperitifs oder Bitterlikören genossen) entfaltet über den Alkohol, besonders aber in Kombination mit der bitteren Geschmacksrichtung, eine verdauungsanregende Wirkung. Zu viel Bitter-Kühlendes wirkt stark abführend und verursacht Durchfall. Ein Übermaß an Bitter-warm (Kaffee) trocknet die Haut aus und zerstört die Säfte. Ein in der Praxis häufig auftretendes Phänomen ist die Magenhitze, in der westlichen Medizin als Magenschleimhautentzündung bekannt (Gastritis genannt). Verursacht werden diese Zivilisationserscheinungen durch übermäßigen Kaffeekonsum, Nikotin und Stress.

Süß

Fenchel, Reis, Hirse, Gerste, Hafer, Weizen, Mais, Rind, Huhn, Ente, Schwein, Hase, Karotten, Kartoffel, Spinat, Kürbis, Birne, Banane, Feige, Zucker

»Süß« spricht die »Mitte«, also die Organe Milz und Magen, an. Süß harmonisiert, verlangsamt, verteilt und gleicht aus. Menschen, welche zu viel Süßes naschen, werden träge.

Der süße Geschmack hat die anregendste Wirkung auf den Körper. Dadurch erklärt sich das heftige Verlangen nach Süßem bei starker körperlicher und seelischer Beanspruchung. Vor allem das Milz-Qi – worüber der Körper Energie aufbaut – wird tonisiert. Der süße Geschmack hilft, innere Anspannungen zu lösen. Er stabilisiert die innere »Mitte«. Ein

Übermaß an süßen Lebensmitteln indes schädigt das Milz-Qi, erzeugt Feuchtigkeit und Schleim; ein Umstand, der bei längerem Fortbestehen zu Schleimerkrankungen führen kann (zum Beispiel Bronchitis, Sinusitis, chronische Müdigkeit, dumpfes Gefühl im Kopf, Übergewicht, Bindegewebsschwäche).

Scharf

Zwiebel, Zimt, Pfeffer, Ingwer, Knoblauch, Paprika, Chili, Radieschen, Kohlrabi, Rettich

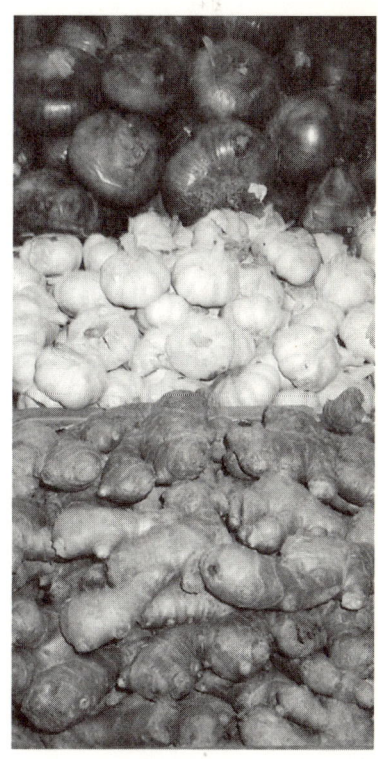

»Scharf« spricht die Lunge und den Dickdarm an. Scharf zerstreut, bringt das Qi in Bewegung und hebt das Qi. Es löst Stagnationen, öffnet die Poren und wirkt schweißtreibend. Menschen, die zu viel Scharfes essen, zerstreuen ihre Energie. Ihre Vitalität verpufft. Sie können sich in der Folge schlecht konzentrieren, leiden unter trockener Haut und brüchigen Fingernägeln, ab und zu unter Muskel- bzw. Gefäßkrämpfen.

Der scharfe Geschmack stärkt die Lunge, vertreibt äußere Angriffsfaktoren (insbesondere Wind und Kälte). Scharf ist hilfreich im akuten Stadium einer Erkältungskrankheit. Greifen Sie dann zu Ingwertee oder Zwiebeln! Mäßig scharfe Nahrungsmittel bilden eine hervorragende Erkältungsprophylaxe. Menschen mit Hitzesymptomatik hingegen sollten den scharfen Geschmack meiden. Ein Übermaß an Scharfem erzeugt Hitzesymptome und kann die Haut beeinträchtigen (Trockenheit, Allergien, Jucken).

Salzig

Salz, Sojasause, Auster, Ente, Schwein, Tintenfisch, Krebs, Taube, Schinken, Wurstwaren, Kartoffelchips

»Salzig« spricht die Niere und die Blase an. Salz kann schmelzen, befeuchten, aufweichen. Es wirkt (energetisch gesehen) senkend und schließend.

Vernünftig angewendet, unterstützen salzige Lebensmittel die Nierenfunktion, regen die Harn- und Stuhlausscheidung an, lösen Stauungen und Verhärtungen. Häufig wird zu viel Salz konsumiert. Ein Übermaß an Salz trocknet den Körper aus, verletzt die Säfte, Blut und das Gefäßsystem (Bluthochdruck), verhärtet die Muskeln und schädigt die Knochen. In einer Speise sollten immer verschiedene Geschmäcker enthalten sein. Zu empfehlen sind süß-saure Speisen. Üben Sie Zurückhaltung bei bitter, scharf und salzig. Wobei auch hier gilt: Ab und zu, mit Maß und Genuss!

Zubereitungsarten und Rezepte

*»Wenn du eins bist mit dem Weg, wirst du vom Weg
mit Freude aufgenommen.«*
Laotse

Das Kochen ist ein Spiel mit Feuer und Wasser! Natürlich
gewachsene Nahrung bedeutet eine Kostbarkeit der Natur.
Entsprechend exklusiv ist die Anschaffung. Die Preise un-
verfälschter, unbehandelter, natürlich angebauter Produkte

nehmen sich um ein Vielfaches teurer aus als die Kosten für exotische Früchte oder überdüngtes Gemüse. Das wichtigste Kriterium aller Nahrungsmittel bildet allerdings die Qualität.

Nahrungsmittel sollten sorgfältig zubereitet und mit Bedacht gegessen werden. Die Energie derjenigen Person, welche die Speisen zubereitet, überträgt sich auf die Nahrung. Wer gerne und mit Liebe kocht, bringt eine positive Energie in die Mahlzeiten ein.

Nachstehend drei wichtige Aspekte, die bei jeder Menüplanung zu berücksichtigen sind:

Für wen koche ich?
1. Koche ich für Kinder, Senioren, Büromenschen oder Bauarbeiter? Kinder und Senioren können schwer aufliegende Speisen schlechter verdauen als körperliche Schwerstarbeiter. Letztere benötigen wesentlich mehr Energie als jemand, der den Tag über vor dem Computer sitzt.

Wo koche ich?
2. Koche ich in einem Land mit heißem oder kaltem Klima? In Deutschland braucht man mindestens morgens und abends etwas Wärmendes, während im sonnigen Süden eine warme Mahlzeit pro Tag genügt.

Wann koche ich?
3. In welcher Jahreszeit, zu welcher Tageszeit? Die Energie ist in jeder Jahreszeit anders, sie wechselt zum Teil von Stunde zu Stunde. Verschiedene Nahrungsmittel können diese Energie unterstützen oder zerstören.

Die verschiedenen Kochmethoden

Jedes Nahrungsmittel hat einen eigenen Geschmack. Hinzu kommt seine thermische Eigenschaft, der so genannte Charakter. Je nachdem, wie man Nahrungsmittel in die Speise einbaut (und sie zubereitet), kann man die thermische Wirkung verstärken, verändern oder ausgleichen. So führt die Tomate – zusammen mit Mozzarella serviert – dem Körper Kälte zu. Gegrillt oder gedämpft, mit Knoblauch abgeschmeckt, wird dasselbe Gemüse zu einem neutralen bis wärmenden Gericht.

Neutrale Kochmethoden
Neutral ist als Zubereitungsmethode für alle Jahreszeiten geeignet. Dazu gehören:
- Braten in Öl, ohne Deckel
- Kochen im Wasser
- Kochen im Kräutersud/Bouillon
- Steamer

Wärmende Kochmethoden
Diese Zubereitungsmethoden sind im Spätherbst und im Winter sehr geeignet, um Qi sowie Wärme zuzuführen. Kühlende Lebensmittel können neutralisiert oder erwärmt werden. Die Wirkung von wärmenden Nahrungsmitteln lässt sich gezielt verstärken, durch:
- Schmoren mit geschlossenem Deckel, mindestens ein bis zwei Stunden
- Frittieren sehr heiß. Achtung: nicht zu viel Fett und nur Öl verwenden!

- Grillen (im Sommer nur mit erfrischendem Ausgleich wie Salat sinnvoll)
- Kochen mit Alkohol
- Backen im Ofen
- Rösten
- Verwenden von heißen Gewürzen. Achtung: nicht zu viel!

Erfrischende Kochmethoden

Diese Variante pflegt das Blut und produziert Säfte. Im Sommer und im Herbst (allenfalls auch im Frühling) ist sie gut geeignet. Warme Nahrungsmittel werden neutralisiert, die Wirkung erfrischender Nahrungsmittel verstärkt, konkret durch:

- Dämpfen
- Dünsten
- Erwärmen im Wasserbad

Ungeeignete Zubereitungsart

Die beliebte und praktische Mikrowelle erweist sich für die moderne Zivilisation als praktisch. Aus Sicht der chinesischen Ernährungslehre ist sie überhaupt nicht zu empfehlen. Die Nahrungsmittel sind durch die Strahlung energetisch tot, liefern dem Körper keine brauchbare Energie mehr. Eine Mahlzeit aus der Mikrowelle entspricht energetisch »keiner Mahlzeit«.

Die Konservierungsarten

Empfehlenswerte Konservierungsarten
- Dörren: Das Lebensmittel hat zusätzliche Wärme in sich aufgenommen.
- Einmachen: neutral

Nicht empfehlenswerte Konservierungsart
- Einfrieren!!!

Einfrieren ist eiskalt. Gefrorenes bringt außerordentlich viel Kälte in den Körper und sollte – wenn immer möglich – vermieden werden. Wenn Sie Gefriergut konsumieren, dann immer in Kombination mit heißen Gewürzen. In der Gastronomie ist das Einfrieren nicht mehr wegzudenken. In unseren Breitengraden wird das Einfrieren als eine schonende Konservierungsart betrachtet: als eine Methode, bei welcher die Vitamine gut erhalten bleiben. Aus chinesischer Sicht dominiert der Kältefaktor. Dieser schädigt die »Mitte« und bringt zu wenig Energie. Vielleicht ist dies mit ein Grund, weshalb sich viele Berufstätige nach einem Lunch im Restaurant schlapp, ja, ausgelaugt fühlen.

Die Schnitt-Technik

Wenn ein Gemüse/eine Frucht dünner und kleiner geschnitten wird, wird das Gerüstete schneller gar (durch die kurze Erhitzung nimmt es allerdings weniger Wärme auf). Im Winter soll-

te man daher eher größere Stücke schneiden als im Sommer,
damit man in der kältesten Jahreszeit mehr Wärme aufnehmen kann. Je nach Zubereitungsart ist eine andere Schnitt-
Technik gefragt. Darüber hinaus beeinflusst die Schnittform
den Geschmack. Die Dicke bestimmt, in welchem Maße Gewürze und Saucen in das Gargut eindringen können. In der
chinesischen Küche wird vieles schräg geschnitten. Idee: nicht
Dekoration, sondern die Balance von Yin und Yang, Oben und
Unten im gleichen Stück. Insgesamt bedeutet dies mehr Harmonie. Das diagonale Schneiden eignet sich für lange Wurzel-
gemüse wie Karotten oder Kartoffeln, aber auch für Lauch,
Zwiebeln, Knoblauch, Zucchini oder Peperoni.

Grundrezepte

Grundrezept für Gemüse

Das Gemüse unter kaltem Wasser waschen, putzen und,
wenn möglich, schräg schneiden. Die Pfanne erhitzen und
Öl hineingeben. Wenn das Öl genügend heiß ist, geschnittene Zwiebeln, Knoblauch oder Ingwer dazugeben und umrühren. Diese scharfen Gewürze »zerfetzen« das Öl. Dahinter steht folgender Gedanke: Öl beschmiert die Gelenke
und nährt die Haut. Ansonsten vermag der Körper das Öl
nicht weiterzuverarbeiten, Fettpolster setzen sich an. Das
Gemüse dazugeben und umrühren, etwas Salz darüberstreu-
en und umrühren – Salz macht weich, zieht den Saft heraus.
Etwas Zucker darüberstreuen (ebenso viel wie Salz), umrühren. Zucker befeuchtet und verteilt. Wasser oder Sup-

penbrühe dazugeben, auf genügend Feuer gar kochen. Nach Belieben eine Frühlingszwiebel (weißer Teil) beifügen, einige Spritzer Wein darübergießen (zum Ablöschen, rundet das Gericht ab). Mit einer Frühlingszwiebel garnieren: schön für das Auge, verteilt die Energie.

Frühlingszwiebel

Mit »Frühling« hat diese Zwiebel gar nichts zu tun, denn sie ist das ganze Jahr über erhältlich. Frühlingshafte Gefühle sollen sich allerdings nach dem Genuss derselben einstellen, denn die Zwiebel ist neben dem Knoblauch eines der wichtigsten Aphrodisiaka (= erotisch anregendes Mittel). Die Frühlingszwiebel besitzt einen scharfen Geschmack und einen wärmenden Charakter. Sie zeigt gute Wirkung bei Erkältungen, Bauchschmerzen sowie Geschwüren und Ulzerationen.

Das Gemüse verfügt über die Eigenschaft, Gefäße sauber zu halten.

Grundrezept für Fleisch

Das Fleisch zuerst unter kaltem Wasser waschen – dies führt Energie zu. Danach schneiden, etwas Salz und reichlich Öl dazugeben, mit der Hand gut mischen und kurz stehen lassen. Besonders zart wird ein Fleischgericht, wenn ein Eiweiß hinzugefügt wird (helles Fleisch) oder ein Eigelb (dunkles Fleisch). Achtung: Rindfleisch vorher nicht salzen, es trocknet sonst aus.

Die Pfanne erhitzen und Öl hinzugeben. Wenn das Öl genügend heiß ist, geschnittene Zwiebeln, Knoblauch oder Ingwer beimischen und umrühren. Wie bei der Zubereitung von Gemüse »zerfetzen« die scharfen Gewürze das Öl. Das Fleisch dazulegen, etwas salzen – Salz macht weich und zieht den Saft heraus. Zu Salz gehört stets auch Zucker. Zucker befeuchtet und verteilt. Mit Wein, Suppenbrühe oder Wasser ablöschen, das Fleisch gar kochen. Nach Belieben garnieren oder mit einer Sauce verfeinern.

Klare Kraftbrühe

Reichlich Wasser in einen großen Topf gießen. Fleisch und Knochen waschen, mindestens zwei Stunden köcheln lassen. Fett und Schaum immer wieder abschöpfen. Nach Belieben Gemüse, Zwiebeln, Frühlingszwiebeln, Ingwer dazugeben. Pilze erst gegen den Schluss beimischen. Mit Salz und Zucker abschmecken, eventuell einem Schuss Weißwein. Nach Lust und Laune garnieren.

Zu Beginn des Essens bereitet die Kraftbrühe den Magen auf das Essen vor. Am Ende des Essens reinigt die Kraftbrühe den Gaumen und macht den Magen klar. Das lange Kochen von Suppen ist wohl die sanfteste Art, dem Körper Yang zuzuführen. So erweisen sich Eintöpfe und Suppen im Winter als wertvolle Kraft- und Stärkungsquellen.

Die Kraftbrühe kann überall dort eingesetzt werden, wo beim Kochen Wasser zum Zuge kommt, etwa bei der Zubereitung von Gemüse. Für Leute, die sich nicht direkt mit Fleisch ernähren möchten, bedeuten Kraftbrühen einen guten Ersatz. Die Yang-Energie des Fleisches ist auch in der Brühe enthalten.

Reissuppe
Für 2 Portionen
Wählen Sie Rundkornreis (Milchreis, Risottoreis), auf keinen Fall Vollkornreis. 20–30 g waschen, bis das Wasser klar ist. Mit zirka 500–800 ml Wasser aufkochen, zugedeckt 30–60 Minuten köcheln lassen. Idealer Zeitpunkt: wenn das Reiskorn aufgeplatzt ist, sich eine reisbreiartige Suppe bildet.

Im Allgemeinen wird die Reissuppe ungewürzt (auch ungesalzen!) als neutrale Suppe gegessen. Allerdings kann man je nach Jahreszeit folgende Zutaten dazugeben: Zimtzucker, Nüsse, Datteln, Dörrobst, Sesam oder Kastanien.

Europäer müssen sich an dieses – nicht sehr geschmackvolle – Gericht zuerst gewöhnen. Obwohl es sich viele Leute kaum vorstellen können, spürt der Körper die wohltuende Wirkung sofort. Die Reissuppe ist ein sehr empfehlenswertes Frühstück. Sie sollte jeden Morgen frisch aufgesetzt werden.

Tipp: Während Sie unter der Dusche stehen oder die Haare kämmen, köchelt die Brühe vor sich hin.

Porridge
Für 2 Portionen

Etwa 30 g Haferflocken in zirka 500 ml Wasser aufkochen, zugedeckt ungefähr 10 Minuten köcheln lassen, bis ein Haferbrei entsteht.

Auch Porridge sollte man nicht salzen. Es können jedoch Zutaten wie Äpfel, Zimtzucker, Nüsse, Datteln, Dörrobst usw. dazugegeben werden. Verzichten Sie auf Milch! Sie besitzt einen kühlenden Charakter und senkt die Energie (was insbesondere am Morgen nicht erwünscht ist, da die Energie ja aufsteigen sollte).

Alle warmen Getreidebreie eignen sich zum Frühstück. Auch hier gilt: regelmäßig abwechseln. Porridge verkörpert ein ideales Frühstück. Gekochtes Getreide gibt mehr Energie und Wärme ab als kaltes Getreide. Zu letzterem zählt das beliebte Birchermüesli. Dieses bildet mitnichten ein aufbauendes Frühstück. Wenn Sie nicht auf Ihr Müesli verzichten möchten, sollten Sie vorher einen Ingwertee trinken.

Ingwertee

Ingwer war einer der ersten Küchenklassiker aus den Tropen. Im Medizinschrank ist die Wurzel ebenso gut aufgehoben wie in der Küche. Als zuverlässiger »Warm-Upper« fördert sie die Durchblutung, heizt die Verdauung an und wird (nach überbordenden Nächten) als Katermittel eingesetzt. Auch bei Reisekrankheit vollbringt frischer Ingwer Wunder.

Sein aspirinähnlicher In-
haltsstoff Gingerol vermag
Erkältungen zu lindern. In
der Küche verfeinert dieses
Gewürz allerlei Gerichte
und macht fettige Speisen
bekömmlicher.

Ingwertee ist der geeig-
netste Tee am Morgen. Er
sollte als Allererstes getrunken werden.

Zubereitung: Die Wurzel waschen, eventuell schälen. Drei
bis vier Scheiben dünn geschnittenen frischen Ingwer in eine
Tasse geben, Wasser aufkochen und die Scheiben damit über-
brühen. Fünf bis zehn Minuten ziehen lassen. Unbedingt mit
braunem Zucker süßen (Rohrzucker, $1/2$–1 Teelöffel). Der braune Zucker wirkt auf die »Mitte«. Statt Zucker eignet sich auch
dunkler Honig. Umrühren und trinken. Je nach Geschmack
können auch mehr Scheiben verwendet werden, lässt man
diese kürzer oder länger ziehen. Tipp zum Zeitsparen: Den
Ingwer von Beginn an im heißen Wasser mitkochen.

Ingwertee entfacht das Feuer, bringt es zum Brodeln, lässt
Wärme nach oben steigen. Der braune Zucker verlangsamt
den Prozess und verteilt die Wärme im Körper. Ohne Zucker
nützt der Tee nicht viel, macht müde – die Wärme zerstreut
sich, verpufft. Ingwer sollte nicht im Kühlschrank aufbewahrt
werden, sondern in der Küche oder im Vorratsraum, zum Beispiel in einem offenen Regal. Die Wurzel ist etwa zwei Wochen
haltbar. Achtung: Ingwertee wirkt äußerst anregend. Es sollte

nicht mehr als eine Tasse pro Tag getrunken werden (immer morgens, keinesfalls auf die Nacht). Im Hochsommer sollten Sie auf Ingwertee verzichten, weil er sich als zu heiß entpuppt. Bei einer Erkältung aber können Sie ruhig zwei bis drei Tassen trinken. Oder im Voraus, wenn Sie bemerken, dass sich Husten und Schnupfen ankündigen. In diesem Fall empfiehlt es sich, den Tee mit weißem Zucker zu süßen. Der weiße Zucker wirkt auf die Lunge. Eine leckere Alternative bildet heller Honig.

Fazit: Essprobleme nehmen ab

Beginnt man seine Gedanken darauf zu konzentrieren, was sich während des Essens im Körper ereignet, ja den parallelen körperlichen und seelischen Vorgängen mehr Beachtung zu schenken, verziehen sich quälende Gedanken (Selbstvorwürfe, plötzliche Gelüste oder nagende Hungergefühle). Wir denken freier, fatale Essprobleme nehmen ab.

Sobald unsere Einstellung zur Ernährung lockerer und freier geworden ist, können wir mit kleinen Änderungen beginnen. Bei der schrittweisen Umstellung des Speiseplans stoßen wir auf weitere Aspekte, welche unser Gleichgewicht beeinflussen: psychologische Funktionen des Essens (Belohnung, Frust, Ablenkung), ergänzende Elemente (Bewegung, Entspannung) oder den Genuss eines Dinners zu zweit!

Krankheiten und »Heilmittel«

*»Der Weg ist groß, der Himmel ist groß, die Erde ist groß,
und auch der Mensch ist groß. Dies sind die vier großen
Kräfte des Universums, und der Mensch ist eine davon.«*
Laotse

Gesundheit bedeutet nach den theoretischen Grundlagen der chinesischen Medizin die Harmonie aller körperlichen und geistigen Funktionen. Eine Krankheit entsteht, wenn diese Einheiten nicht im Gleichgewicht sind.

Welche Ursachen führen zu Krankheiten?

- Äußere Einflüsse wie Kälte, Hitze, Wind oder Feuchtigkeit
- Unangepasstes Verhalten (Kleidung nicht der Jahreszeit angemessen)
- Stress, Überarbeitung
- Psychische Probleme, Schicksalsschläge, negative Emotionen
- Zu wenig Schlaf
- Falsche Ernährung

Die sieben Emotionen

- Zorn lässt das Qi aufsteigen und beeinträchtigt die Leber.
- Freude verlangsamt den Qi-Fluss und beeinträchtigt das Herz.
- Sorge verknotet das Qi und beeinträchtigt die Milz.
- Nachdenklichkeit verknotet ebenso das Qi, beeinträchtigt die Milz.
- Traurigkeit zersetzt das Qi und beeinträchtigt die Lunge.
- Angst lässt das Qi absteigen und beeinträchtigt die Niere.
- Ein Schock zerstreut das Qi, beeinträchtigt Niere und Herz.

Übergewicht

Bei Übergewicht ist die »Mitte« schwach geworden. Sie kann die Nahrung nicht richtig verarbeiten. Durch die angeschlagene »Mitte« erlischt das Feuer zusehends. Mit der Zeit ist die »Mitte« nicht mehr in der Lage, Nahrung in Qi umzuwandeln. Das Essen bleibt liegen, es bildet sich Feuchtigkeit, mit der Zeit sogar Schleim. Der Körper wird

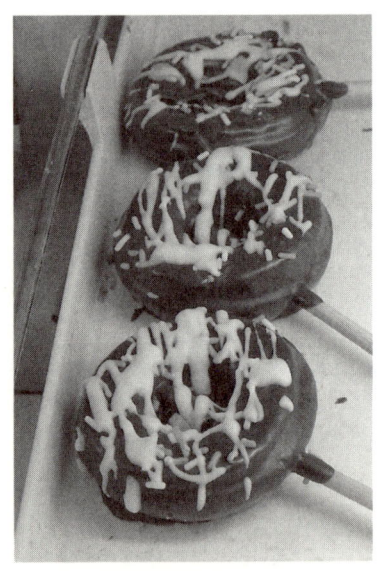

träge und müde. Übergewicht steht aus Sicht der chinesischen Medizin für eine Verschleimung des Körpers, als Symbol für die Schwächung der »Mitte«.

Wie entsteht Übergewicht?

• Ständiges Überessen belastet die »Mitte«.
• Zu viel Kaltes (Essen und Getränke) löscht das Feuer.
• Zu viel Süßes schädigt die »Mitte«.
• Zu viel Fettiges schwächt die »Mitte«.

Wie kann man Übergewicht vorbeugen?

• Vernünftige Mengen essen, nicht zu viel (den Magen keinesfalls überfordern).
• Dreimal täglich ausgewogene, warme Mahlzeiten zu sich nehmen (möglichst regelmäßig, um die gleiche Zeit). Vor einer Mahlzeit sollte keine Rohkost konsumiert werden. Wenn Sie Salat wählen, dann nach dem warmen Hauptgang.
• Warme (oder zimmertemperaturwarme) Getränke wählen. Vor und während des Essens nicht zu viel trinken.
• Zurückhaltung gegenüber Süßigkeiten. Erst nach dem Essen naschen. Der Magen schließt sich. Dadurch kann die Wärme der vorausgegangenen Speisen gut verarbeitet werden.
• Fettiges (wie Wurstwaren, Chips, Nüsse, Süßigkeiten, Käse, Gebäck, Öl, Butter) nicht im Übermaß verzehren.
• Ein Teller sollte etwa so aussehen: $1/3$ Gemüse, $1/3$ Stärkebeilagen (Kartoffeln, Reis, Teigwaren, Getreide) und $1/3$ Eiweißbeilagen (Fleisch, Fisch, Eier, Käse, Soja, Hülsenfrüchte).
• Als Ausgleich: Bewegung, Bewegung, Bewegung! Regelmäßig Sport mit Spaß.

Diäten

Es gibt Tausende von Diäten. Jede verspricht Unmögliches, auch Gefährliches! Der Schlankheitswahn boomt. Mit der Aussicht auf die Idealfigur lässt sich gut Geld verdienen. Im Januar, nach den Festtagen, im Frühjahr (wenn es Richtung Bikinizeit geht) haben sie Hochkonjunktur, die Crashdiäten! Sie versprechen viel, halten nichts. Im Endeffekt machen sie dick und unglücklich.

Diät halten ist Essen nach Plan, kontrolliert, eingeschränkt, begleitet vom ständig erhobenen Zeigefinger. Qual statt Wahl, eine happige Tortur, diktiert vom unablässigen »Ans-Essen-Denken«. Lust wird abgewehrt, Appetit boykottiert. Diät halten heißt Hungern (oder Verköstigung mit Frust). Dies sei deutlich gesagt: Radikalkuren sind heikel, unnütz, krankmachend.

Selbst wenn Sie zunächst abnehmen (meist nur Wasserverlust), halten Sie das neue Gewicht häufig nicht. Am Schluss wird oft das Ausgangsgewicht überschritten. Wir sind viel zu stark auf die Waage fixiert. Wollen das Wunschgewicht um jeden Preis erreichen. Aber was nützt es, zehn Kilo leichter zu sein, sich aber mitnichten wohl zu fühlen? Keine Kraft für Sport zu haben, nicht mehr fit, dafür dauernd gereizt zu sein? Im Wesentlichen ist eine langfristige Ernährungsumstellung anzustreben: so, dass es für jeden von uns stimmt. Diäten führen nie und nimmer ans Ziel!

Jo-Jo-Effekt

Der Jo-Jo-Effekt sorgt dafür, dass man mit Diäten zunächst schlank, kurz darauf wieder dick wird. Am Ende aber immer dicker. Der Körper schaltet auf Sparflamme, lagert Fettreserven ein. Die Gewichtsanzeige geht auf und nieder.

Bei Diäten, vor allem bei strengen Vorschriften, boykottiert der Körper dieses Vorhaben. Er spart Kraft, um das Überleben zu sichern. Er schraubt seinen Kalorienverbrauch herunter, nutzt umgekehrt die Nahrung intensiver. Schließlich ist der Körper ja flexibel! Zur Not kann er mit sehr wenig Energie auskommen. Nach Abbruch der Diät isst der Mensch oft wieder »normal«. Sein Organismus läuft aber immer noch auf Sparflamme: Er verwertet die Nahrung weiterhin intensiv, baut sogar Gewicht auf (siehe oben).

Was passiert während einer Diät? Durch eine zu niedrige Kalorienzufuhr wird der Grundumsatz reduziert. Als Grundumsatz bezeichnet man diejenige Energie, welche ein Mensch bei völliger Ruhe im Liegen, zwölf Stunden nach der letzten Nahrungsaufnahme, bei einer Raumtemperatur von 20 °C verbraucht. Die Menge ist individuell und hängt von folgenden Faktoren ab:

- Geschlecht: Männer haben tendenziell einen höheren Grundumsatz als Frauen.
- Alter: Im Alter sinkt der Grundumsatz aufgrund verlangsamter Stoffwechselvorgänge.
- Körperzusammensetzung: Größe, Gewicht, Fett, Muskelmasse
- Physische Einflüsse: Krankheit, Hormonhaushalt
- Psychische Einflüsse: Stress, Depressionen
- Pharmakologische Einflüsse: Nikotin, Koffein
- Klima (bei Kälte und großer Hitze verbrauchen wir mehr Energie).

Wird der Grundumsatz durch eine Diät reduziert, stagniert er auf niedrigem Niveau, auch wenn Sie anschließend wieder normal essen. Ein Beispiel: Eine Person mit einem Grundumsatz von 1200 Kalorien unterwirft sich eine längere Zeit einer Regel von 800 Kalorien pro Tag. Der Grundumsatz sinkt dadurch auf 800 Kalorien. Danach isst sie wieder wie vorher 1200 Kalorien. Die Differenz, um welche der Grundumsatz gesunken ist, nimmt die Person jetzt »zu viel« zu sich, in diesem Fall 400 Kalorien. Dieser Umstand führt dazu, dass man nach einer Diät zumeist schwerer wird. Durchbrechen lässt sich der Teufelskreis mit Bewegung. Sie erhöht den Aktivitäts- und Gesamtenergieumsatz.

Nicht nur der Körper, auch die Psyche nimmt auf Dauer Schaden. Kein Wunder, wenn die natürlichen Regelsysteme durcheinandergeschüttelt werden. Eine der häufigsten Folgeerscheinungen des Diätwahns sind – neben dem Jo-Jo-Effekt – neurologische Fixierungen, Stimmungsschwankungen oder ständige Niedergeschlagenheit.

Idealgewicht

Mit dem Idealgewicht ist ein Instrument geschaffen worden, welches alle Menschen in ein Schema presst. Es wurde für viele zum Diktat, zur unerreichbaren Zielvorgabe. Je öfter Diäten durchgeführt werden, desto größer die Gefahr, den Körper durcheinanderzubringen. Er, der von Natur aus bestrebt ist, sein Gewicht konstant zu halten. Und möchte, dass man sich in ihm wohl fühlt! Neuere Theorien sprechen denn auch vom »Wohlfühlgewicht«, welches ruhig vier bis fünf Kilo höher liegen darf.

Ziel der modernen Ernährungsaufklärung ist bewusste Ernährung, sprich kontrolliertes Essen. Mit solchen Maßnahmen soll das Volk rank und schlank werden. Die Erfahrungen der letzten Jahrzehnte zeigen jedoch, dass exakt das Gegenteil der Fall ist! Wer sich ständig, scheinbar »bewusst« mit seiner Ernährung auseinandersetzt, wird unablässig versucht sein, Kalorien zu sparen, Mahlzeiten auszulassen, auf Lieblingsspeisen zu verzichten etc. Er muss nicht nur mit gesundheitlichen Folgen rechnen. Auch soziale Kontakte (Essen in Gesellschaft) werden durch den »Zwang zum Idealen« vereitelt.

Die Menschen verleugnen nicht nur primäre Bedürfnisse. Sie trauen ihrem Appetit, der natürlichen Sättigungsregulation nicht mehr. Stattdessen überlegen und rechnen sie. Wird die selbst auferlegte Grenze einmal überschritten, ist man »schwach« geworden, kippt die Disziplin: Viele essen dann hemmungslos, oft mehr als zum Satt-/ Zufriedenwerden notwendig wäre. Nicht selten münden diese Hunger- und Fressattacken in psychosomatische Krankheiten (Bulimie, Anorexia nervosa) oder in dem Missbrauch von Abführmitteln.

Das Leid mit den Light-Produkten

Das Leben ist leichter geworden mit Light-Butter, Light-Wurst, Light-Cola, Light-Zigaretten, Light-Bier und Light-Katzenfutter. Es gibt kaum ein Markenprodukt, das in den letzten Jahren nicht auch als »Light«-Variante lanciert worden wäre. Die Kundschaft langt kräftig zu. Schließlich vermitteln die »Kalorienverminderten« den Eindruck, man könne ungehemmt genießen und trotzdem die Figur halten. Sättigung, Geschmack oder Bekömmlichkeit werden geschickt ausgeblendet!

Können Light-Produkte schlank machen? Dass dem nicht so ist, weiß praktisch jeder, der über längere Zeit versucht hat, mit Light-Produkten abzunehmen. Man verliert auf die Dauer kein einziges Gramm. Bestenfalls bleibt man so, wie man vorher war. Irgendwie weiß der Körper, dass die »Leichten« ihm Energie vorenthalten. Er wehrt sich gegen diesen Betrug. Trotz der »Light-Produkte« waren die Menschen noch nie so schwer wie heute. Vielleicht auch, weil nach dem unbefriedigenden Genuss eines 0,2 %-Fett-Joghurts noch etwas anderes hermuss … mindestens ein zweiter oder dritter Becher dieses »Schlankmachers«!

Das Prinzip ist denkbar einfach: raus mit dem Zucker und Fett, rein mit Süßstoff, Fettersatz oder Wasser. Das spart mächtig Kalorien. Das Endresultat »frisieren« die Hersteller mit Geschmacksstoffen und »Mundgefühlregulatoren« so zurecht, dass wir den Unterschied zum Original nahezu nicht realisieren. Das Ganze noch mit etwas Farbstoff, Aroma und Konservierungsmittel aufgepeppt – fertig ist das Light-Produkt.

Sobald wir Süßes auf der Zunge wahrnehmen, reagiert die Bauchspeicheldrüse. Sie weiß, dass der Blutzucker schnell ansteigen wird und schüttet vorsorglich Insulin aus (das der Körper zur Zuckerverarbeitung benötigt). Isst man etwas Süßstoff-Süßes, laufen dieselben Mechanismen ab. Der Körper erwartet Zucker – und wird im Stich gelassen. Er hat reflexartig bereits eine Portion Insulin bereitgestellt, das jetzt »nutzlos« im Blutstrom treibt. Bevor es zerfällt, verarbeitet es einen Teil des stets vorhandenen Blutzuckers. Wenn aus der Nahrung kein Zucker nachgeliefert wird, sinkt der Blutzuckerspiegel. Ein zu niedriger Blutzuckerspiegel ist für den Körper jedoch gefährlich – deshalb signalisiert er Hunger. Dieser wird dann meistens mit Zucker-Süßem gestillt.

Mit Süßstoffen erreicht man im Endeffekt genau das Gegenteil. Statt Zuckerkalorien zu sparen, wird der Appetit angeheizt. Die Folge: der unvermeidliche Griff zum Ersehnten, der zuckerhaltigen Kalorienbombe!

Tipps zum Abnehmen

- Realistische Ziele setzen, maximal ein bis zwei Kilo pro Monat (je nach Ausgangsgewicht).
- Sich in Geduld üben, Übergewicht ist nicht von heute auf morgen entstanden, es schmilzt auch nicht innerhalb weniger Tage.
- Keine Verbote setzen, Hände weg von Radikal- oder Hungerkuren. Wunderdiäten keinen Glauben schenken.
- Ziel: eine langfristige Ernährungsumstellung, keine schnelle Diät.
- Dreimal täglich regelmäßig warm essen.
- Warm trinken.
- Mengen leicht reduzieren, nur noch einmal nachschöpfen und danach (bei echtem Hunger) noch Gemüse, Salat oder eine Frucht.
- Auswärts, bei Einladungen: selber auflegen, das zweite Angebot freundlich ablehnen.
- Sich Zeit nehmen zum Essen. Hinsetzen, Besteck zwischendurch ablegen, langsam kauen. Kein unkontrolliertes »Nebenbei«- oder »Zwischendurch«-Futtern.
- Möglichst viel Bewegung im Alltag (Treppen steigen, zu Fuß gehen, Rad fahren).

- Vorsicht bei Fettigem und Süßigkeiten! Tipp: Zettel an den Kühlschrank: Wie viel heute wann genascht wird.
- Stress, Kummer oder Langeweile nicht mit Essen kompensieren. Alternativen: heißes Bad, spannender Krimi, Telefonieren mit der besten Freundin.
- Sich nicht auf das Idealgewicht fixieren, Gefühle und Signale des Körpers beachten. Sich maximal einmal pro Woche auf die Waage stellen (immer zur selben Tageszeit, auf dieselbe Waage).
- Sich bei Bedarf von einer Fachperson unterstützen lassen.

Es ist wichtig, dass die »Mitte«, die geschwächt wurde, wieder aufgebaut wird. Dies geschieht durch warme Ernährung. Heizen Sie dem Körper richtig ein! Idee: Verdampfen der Feuchtigkeit, des entstandenen Schleims.

Essensgewohnheiten sitzen meist tief, lassen sich nicht auf die Schnelle ändern. Deshalb braucht es Geduld. Die Umstellung sollte stufenweise erfolgen. Wenn man sich übernimmt, kann dies dazu führen, dass plötzlich gar nichts mehr geht (weil man sich einem zu starken Druck ausgesetzt hat, zu vieles erreichen wollte). Aus Frust wird die Übung abgebrochen. Unser Rat: Wenig ändern, langsam, aber stetig!

Hausrezepte der altchinesischen Ernährungslehre

Beschwerden von A-Z

Appetitlosigkeit

- Ingwertee mit braunem Zucker (am Morgen, als Erstes trinken).
- 30 g getrocknetes Ingwerpulver mit 50 g Waldhonig mischen, 1 EL in heißem Wasser auflösen, ebenfalls zum Frühstück einnehmen.

Bauchschmerzen

- Ingwer-Zwiebel-Tee: frischen Ingwer und Frühlingszwiebel (weißer Teil) in einer Tasse mit heißem Wasser übergießen. Mit braunem Zucker oder dunklem Honig süßen, anschließend trinken.

- Frischen Ingwer und Frühlingszwiebel (weißer Teil) klein schneiden und mit heißem Reiswein zu einer Paste verarbeiten. Auf bzw. um den Bauchnabel streichen.

- 12 g Salz in einer Bratpfanne erhitzen, 60 g Frühlingszwiebeln (weißer Teil mit Bart) klein geschnitten dazugeben, anwärmen, bis es duftet. Masse in ein dünnes Tuch oder Taschentuch einwickeln und damit den Bauchnabel im Liegen umkreisen. Rest auf den Bauchnabel legen.

Blähungen

- Ganz wichtig: warm essen und trinken.
- Fenchelsamen oder Kümmel über das Essen streuen.
- Ingwertee mit braunem Zucker oder dunklem Honig trinken.

Blasenentzündung

- Wichtig sind warme Füße.
- 15 g Süßholz mit etwa 200–300 ml Wasser 15 Minuten kochen, absieben, 3 EL Balsamico-Essig dazugeben. Alles auf einmal trinken, dreimal täglich wiederholen, Anwendung: 2 bis 3 Tage.

Blasenprobleme (Drang zum plötzlichen Wasserlassen oder Schwierigkeit, Wasser zu lassen)

- 12 g Salz in einer Bratpfanne erhitzen, 60 g Frühlingszwiebeln (weißer Teil mit Bart) klein geschnitten dazugeben, wärmen, bis es duftet. Masse in ein dünnes Tuch oder Taschentuch einwickeln, damit den Bauchnabel umkreisen. Rest auf den Bauchnabel legen.

Blut bildend

- Rote Bete, Rotkraut, Hühnerfleisch, Rotwein, Traubensaft, rote Trauben, rote Datteln

Durchfall

- Achtung: Nicht jeder Durchfall sollte gestoppt werden, auf keinen Fall, wenn man etwas Verdorbenes gegessen hat, also Negatives ausgeschieden wird.
- Eine Scheibe Ingwer in den Mund nehmen, das stoppt den »Dünnpfiff«.
- Schwarztee mit 2–3 Ingwerscheiben 10 Minuten ziehen lassen, dunklen Honig oder Zucker dazugeben und trinken.

Erbrechen

- Ingwertee mit braunem Zucker trinken.
- Die Haut vier Fingerbreit unter der inneren Handgelenksfalte mit frischem Ingwer einreiben. Ingwerscheiben oder Ingwer auspressen (zum Beispiel mit einer Knoblauchpresse) oder raspeln und in einem Glas aufbewahren.

Erkältung

- Frischen Ingwer in 2–3 dünne Scheiben schneiden und mit Frühlingszwiebel (weißer Teil mit Bart) in zirka 500 ml Wasser aufkochen, 5–10 Minuten köcheln lassen, absieben und mit 1 TL braunem Zucker süßen. Täglich 2 bis 3 Tassen trinken. Frühzeitig anwenden: Sobald Sie merken, dass sich eine Erkältung bemerkbar macht.

Erkältung mit Fieber

- Grüntee und Pfefferminztee im Verhältnis 2:1 mit 200–300 ml Wasser übergießen, 1 Scheibe Ingwer und 1 TL weißen Zucker dazugeben. Zwei- bis dreimal täglich trinken.

Herpes (Lippen oder Geschlechtsteile)

- Zirka 30 g Süßholz mit 300–500 ml Wasser mindestens 15 Minuten köcheln lassen, absieben und das Süßholzwasser einstreichen. Die Flüssigkeit kann mehrere Tage aufbewahrt werden. Die betroffenen Stellen mit einem Ohrenstäbchen mehrmals täglich betupfen.

Juckreiz am ganzen Körper

- Reiswein aufwärmen, Honig dazugeben, mischen und trinken.
- Zirka 30 g Süßholz mit 300–500 ml Wasser vermengen, mindestens 15 Minuten köcheln lassen, absieben und den Körper mit dem Süßholzwasser einstreichen. Die Flüssigkeit kann mehrere Tage aufbewahrt werden.

Juckreiz nach Insektenstich

- Mit Sojasauce einreiben.
- Zirka 30 g Süßholz mit 300–500 ml Wasser vermengen, mindestens 15 Minuten köcheln lassen, absieben und die betroffene Stelle mit dem Süßholzwasser einstreichen. Die Flüssigkeit kann mehrere Tage aufbewahrt werden.
- Salz aufstreuen und einwirken lassen.

Kopfschmerzen

- Schwarztee mit 2–3 Scheiben Ingwer, 1 TL weißem Zucker, 2 Prisen Salz und etwas Zitronensaft vermengen, zirka 10 Minuten ziehen lassen. Bei Bedarf wiederholen, 2 bis 3 Tassen pro Tag trinken.

Menstruationsbeschwerden

- 1 Glas Rotwein
- 2 bis 3 Tassen Ingwertee mit braunem Zucker
- Mischungen aus Zimttee (mit einem Anteil anderer, zum Beispiel typischer Weihnachtsgewürze)
- 1 rohes Ei in 1 Tasse heißes Wasser geben, mit braunem Zucker abschmecken.
- Wärmflasche auf den Bauch legen.

Reisekrankheit

- Die Haut vier Fingerbreit unter der inneren Handgelenksfalte mit frischem Ingwer einreiben. Ingwerscheiben oder Ingwer auspressen oder raspeln und in einem Glas aufbewahren.
- Ingwertee mit braunem Zucker, 1 bis 2 Tassen trinken.

Schluckauf

- 2 EL Essig, 1 TL braunen Zucker in heißem Wasser auflösen und trinken.

Schwindel

- 100 ml heißes Wasser, 2 TL Honig, 1 Prise Salz mischen und trinken. Bei Bedarf mehrmals wiederholen.

Übelkeit

- Ingwertee mit 1 TL braunem Zucker 10 Minuten ziehen lassen, absieben. Bei Bedarf 2 bis 3 Tassen pro Tag trinken.
- Die Haut vier Fingerbreit unter der inneren Handgelenksfalte mit frischem Ingwer einreiben. Ingwerscheiben oder Ingwer auspressen (zum Beispiel mit einer Knoblauchpresse) oder raspeln und in einem Glas aufbewahren.

Verstopfung

- 30–40 g Frühlingszwiebel (weißer Teil mit Bart) in 0,75 l Wasser kochen und auf 0,25 l reduzieren lassen, absieben, 1 TL Sesamöl oder Leinsamenöl dazugeben und trinken.

Bei länger anhaltenden Beschwerden oder zusätzlichen Begleiterscheinungen ist unverzüglich ein Arzt zu konsultieren.

Häufige Fragen

*»Es kann ein Gewinn sein, wenn man etwas aufgibt,
und es kann ein Verlust sein, wenn man etwas dazugewinnt.«*
Laotse

Was ist das Wichtigste in der Ernährung?

Es ist wichtig, regelmäßig zu essen. Frühstück, Mittagessen und Abendessen, wenn möglich, immer zur selben Zeit einnehmen, nach Bedarf auch die Zwischenmahlzeiten. Die Speisen sollten abwechslungsreich und *warm* sein. Ein gesunder Mensch hat ein angenehm warmes Körperempfinden. Wer häufig kalt isst, friert und fühlt sich weniger vital. Durch Kälte entstehen viele Krankheiten. Weiter sollte man Freude am Essen verspüren, sich in seinem Körper wohl fühlen.

Darf ich alles essen, oder muss ich Diät halten?

Ein gesunder Mensch darf alles essen. Radikale Diäten sind in keinem Fall zu empfehlen. Ziel ist es, die Ernährung individuell auf jede Person anzupassen, sodass sie passt wie ein maßgeschneiderter Anzug.

Soll der Salat vorher oder hinterher gegessen werden?

Salat sollte nach einer warmen Mahlzeit, gegessen werden (wie es früher in Privathaushalten üblich war). Wird er vorher konsumiert, reduziert sich das »Magenfeuer«. Es erlischt, der Körper bekundet Mühe, die Nahrung gut zu verarbeiten. Faustregel: Die ersten zehn Bissen einer Mahlzeit müssen warm sein!

Soll jeder Mensch zwei Liter pro Tag trinken?

Die zwei Liter, welche vielerorts empfohlen werden, gelten nicht für alle Menschen. Die Trinkmenge ist individuell. Sie hängt von der Tätigkeit, der Jahreszeit und dem Alter ab. Es ist wichtig, dass man regelmäßig trinkt, über den Tag verteilt. Prüfstein: die Farbe des Urins. Im Idealfall weist er einen hellgelben Ton auf. Im Alter nimmt das Durstgefühl ab, darum vermehrt auf die Trinkmenge achten!

Kann die Ernährung Krankheiten vorbeugen oder gar eine Heilung unterstützen?

Richtige Ernährung kann Krankheiten vorbeugen. Sie unterstützt zusätzlich die Genesung, unser Wohlbefinden. Insgesamt stärkt sie die Lebensenergie. Leider wird der Ernährung häufig zu wenig Aufmerksamkeit geschenkt, dabei ist sie das A und O für unsere Gesundheit.

Brauche ich Vitamin- und Mineralstoff-Zusatzpräparate?

Vitamin- und Mineralstoff-Zusatzpräparate sind bei einer ausgewogenen Ernährung nicht nötig. Sollte die Zufuhr durch die Ernährung reduziert sein (oder der Bedarf an diesen Stoffen vorübergehend erhöht), kann der Einsatz von Pulver und Tabletten Sinn machen. Diese Mittel ersetzen indes nicht eine gesunde Ernährung. Auf Einzelpräparate sollte verzichtet werden, da sie ein Ungleichgewicht im Körper hervorrufen. Vitamine und Mineralstoffe wirken oft nur kombiniert. Deshalb: Wenn schon zu Nahrungsergänzung greifen, dann nur zu Kombipräparaten. Auch für diese gilt: zeitlich begrenzt, richtig dosiert!

Ist Alkohol verboten?

Alkohol ist die Droge Nummer eins in Deutschland und sollte mäßig konsumiert werden. Gegen ein Glas Rotwein pro Tag spricht nichts, im Gegenteil! Ein guter Tropfen zeigt positive Wirkungen und einen wärmenden Effekt. Wegen der Suchtgefahr werden zwei alkoholfreie Tage pro Woche empfohlen.

Spürt mein Körper, was er braucht?

Unser Körper ist ein Geschenk der Natur. Wir sollten ihn auch so behandeln. Er spürt ganz genau, was er braucht und was nicht. Bei Kindern ist dieser Sinn meistens ausgeprägter als bei Erwachsenen. Durch einseitige Ernährung und äußere Einflüsse kann das Körpergefühl zusätzlich gestört werden.

Der Mensch ist, was er isst. Stimmt diese Redewendung?

Die Aussage ist absolut zutreffend. Das, was wir einnehmen, spiegelt sich in unserem Körper wider. Ein gut ernährter Mensch besitzt eine vitale Ausstrahlung. Essen wir regelmäßig warm, fühlt sich unser Körper warm und geschmeidig an. Auch der Geist wird belebt. Durch Kälte indes wird der Mensch kalt, steif und unbeweglich – im Körper wie im Geist.

Wie kommt es zu einem Bierbauch?

Bier ist das kälteste alkoholische Getränk. Wird viel Bier getrunken – speziell vor dem Essen – erlischt das Magenfeuer. Die »Mitte« ist geschwächt, sie kann die Nahrung nicht mehr richtig verarbeiten. Dadurch entsteht die störende Rundung, durch die Kälte! Zudem ist der Energiegehalt des Alkohols nicht zu unterschätzen. Ein Bier (0,3 l) liefert zirka 120 Kalorien. Eventuell spielen weitere Faktoren bei der Bildung des störenden »Vorbaus« hinein (Vererbung, mangelnde Bewegung, Extras wie Salzstangen oder Erdnüsse).

Wieso ist das Frühstück so wichtig?

Das Frühstück – da sind sich ein Mal alle Ernährungstheorien einig – ist die wichtigste Mahlzeit. Der Körper braucht am Morgen Kraft, um zu erwachen und seine Energie zu steigern. Wer nicht frühstückt, kann seine Energie niemals voll nutzen. Er wird nie auf die gleiche Höhe kommen wie jemand, der sich richtig gestärkt hat. Es ist bekannt, dass Konzentration und Aufnahmefähigkeit bei Energiemangel leiden. In der chinesischen Medizin besitzt jedes Organ seine Hauptzeit. Für den Magen liegt diese zwischen 7 und 9 Uhr morgens; es ist die Zeit, wo er am besten funktioniert (und die Nahrung optimal verarbeitet). Am schlechtesten funktioniert der Magen zwischen 19 und 21 Uhr. Daher rührt die Theorie, nicht zu spät das Abendessen einzunehmen, möglichst vor 19 Uhr. Frühstücken ist eine Gewohnheitssache: darum rasch umgewöhnen (oder spätestens am Arbeitsplatz eine Zwischenmahlzeit zu sich nehmen). Auf gar keinen Fall bis zum Mittag warten, mit knurrendem Magen …

Wieso soll am Abend nicht zu spät gegessen werden?

Am Abend nimmt die Energie im Körper langsam ab, somit auch die Kapazität für die Verdauung. Der Körper bereitet sich auf die Ruhephase vor, möchte sich entspannen, seine Tätigkeit reduzieren. Wer zu spät isst, zwingt seinen Körper, auch über Nacht zu arbeiten. Er muss sich nicht wundern, wenn er sich morgens nicht erholt fühlt. Zwei bis drei Stunden vor dem Schlafen sollte nichts mehr gegessen werden. Die ideale Zeit wäre vor 19 Uhr abends.

Wie steht es mit Rohkost am Abend?

Rohkost wie Salat, ungekochtes Gemüse und Früchte sollten abends nicht mehr (oder nur in kleinen Mengen) gegessen werden. Da die Verdauung abends weniger gut funktioniert als am Mittag, eignet sich Rohkost eher für das Mittagessen. Abends ist die Energie schwächer, Rohkost wird schlechter verarbeitet. Es kommt vor, dass Rohkost zu Blähungen, Bauchschmerzen und Unwohlsein führt. In diesem Fall gilt: nichts Ungekochtes mehr nach 17 Uhr.

Soll im Verlauf des Abends noch getrunken werden?

Hier gilt das Gleiche wie beim Essen. Ideal wäre es, zwei bis drei Stunden vor dem Zubettgehen nicht mehr zu trinken. Der Gute-Nacht-Tee ist deshalb kein guter Ratschlag. Es sollte auf keinen Fall so sein, dass Sie nachts aufstehen müssen, um die Toilette aufzusuchen. Dadurch wird der Schlaf gestört, der Körper kann sich schlechter erholen.

Frisches Gemüse oder Tiefkühlkost?

Tiefkühlkost wird in der chinesischen Ernährungslehre als energetisch tot angesehen. Das Einfrieren birgt viele Vorteile (Haltbarkeit, Vitamine schonen, praktische Handhabe, rasche Zubereitung). Leider sind die tiefgekühlten Nahrungsmittel aber alle extrem kalt. Sie können auch nach dem Kochprozess nicht mehr genügend Wärme liefern. Sie reduzieren das Magenfeuer und liefern dem Körper nur wenig Qi. Das Tiefkühlen ist eine moderne Haltbarkeitsmethode. Es verläuft zeitlich parallel mit der starken Zunahme von Übergewicht.

Soll zu allen Jahreszeiten gleich gegessen werden?

Das Essverhalten und die Wahl der Nahrungsmittel sollten den Jahreszeiten angepasst werden. Der Magen vollzieht den Rhythmus der Natur in seinem Inneren mit. Im Frühling/Sommer – also in der warmen Jahreszeit – können Sie mehr erfrischende Sachen genießen. Im Herbst/Winter ist die Wärme umso wichtiger, da das Klima rau und kalt ist. Gemäß dem Prinzip: je kälter die Temperatur draußen, desto wärmer das Essen; je wärmer die Temperatur draußen, desto kühler das Essen. Auf übermäßig Kaltes und Eisgefrorenes dürfen Sie allerdings gerne verzichten!

Tee, Tee, Tee?

Wenn Sie viel Tee trinken, ist es wichtig, dass Sie die Teesorten variieren. Tee ist ebenso ein Kraut wie ein Heilmittel, darum empfiehlt es sich, wechselnde Mischungen aufzubrühen. Geeignete Sorten sind Lindenblüten, Rooibos, Hagebutten, Zimtmischungen, Jasmin oder Eisenkraut. Pfefferminztee, Grüntee und Früchtetees nur an warmen Tagen konsumieren!

Wie geeignet ist Grüntee wirklich?

Grüntee ist ein Trendsetter. Er boomt und wird als »Wohlfühlgetränk« für alle Tage angepriesen. Grüntee wird in über 100 Sorten in China, Indien und Japan angebaut. Der beste stammt aus Japan und heißt Gyokuro, was wörtlich »edler Tropfen« bedeutet. Der Tee ist sehr geeignet in warmen Gegenden, aber nicht bei uns (in unserem kalten Klima). Wie bereits erwähnt, eignet er sich nur an warmen Sommertagen, da er einen kühlenden Charakter aufweist – keineswegs jedoch im Herbst oder Winter.

Vegetarier oder Fleischesser?

Fleisch gibt Kraft und zeigt in der Regel ein warmes, ausgewogenes Temperaturverhalten. Es kräftigt das Yang, befeuchtet das Yin. Durch kein Nahrungsmittel wird das Qi so gut ergänzt wie durch Fleisch. In der chinesischen Ernährungslehre wird eine rein vegetarische Ernährung nicht empfohlen (weil durch das Weglassen von Fleisch eine wichtige Energiequelle fehlt). Beim Kauf von Fleisch ist auf eine gute Qualität zu achten. Wem es schwerfällt, Fleisch zuzubereiten, kann auf Suppen ausweichen. Fleischsuppen, in denen wirklich Fleisch ausgekocht wurde, liefern einen Teil der notwendigen Fleisch-Energie.

Vollkornprodukte ja oder nein?

Vollkornprodukte sind in der westlichen Ernährungslehre den Weißmehlprodukten vorzuziehen. Auch in der chinesischen Ernährungslehre gelten Vollkornprodukte als gesund, aber nicht für alle Menschen geeignet. Für Personen, die körperlich hart arbeiten, ist Vollkorn gut. Für solche, die eine sitzende Tätigkeit ausüben, bedeutet Vollkorn eine zu große Belastung. Der Körper muss durch den hohen Anteil an Nahrungsfasern (Ballaststoffen) viel mehr arbeiten. Die Verdauung dauert länger,

gestaltet sich mühsamer. Dieser Umstand kann zu Blähungen, Bauchschmerzen, Unwohlsein und Durchfall
führen. Wer solche Symptome öfters beobachtet, sollte
Vollkornprodukte reduzieren oder meiden.

Was bewirkt der Ingwertee?

Ingwertee ist der geeignetste Tee am Morgen. Er sollte als
Erstes getrunken werden. Ingwertee entfacht das Feuer
wieder, wärmt auf, etwa bei einer Erkältung. Als zuverlässiger «Warm-Upper» fördert er die Durchblutung und
heizt die Verdauung an. Achtung! Ingwer ist sehr anregend. Normalerweise sollte nicht mehr als eine Tasse pro
Tag getrunken werden (immer morgens, keinesfalls auf
die Nacht). Im Hochsommer empfiehlt es sich, auf Ingwertee zu verzichten, weil er »zu heiß« sein könnte.

Wie wertvoll ist »weißer Tee«?

»Weißer Tee« ist schlicht warmes Wasser. Durch das Erwärmen gelangt mehr Energie in den Körper als beim
kalten Wasser. Tipp: Immer warm trinken!

Sättigung: Wann ist genug?

Die Regulation der Nahrungsaufnahme ist geprägt
durch verschiedene Faktoren und Vorgänge: Geruch, Geschmack, Aussehen, Magendehnung, Hormone, Nährstof-
fe im Blut, Nervensystem und genetische Dispositionen.
Es ist wichtig, langsam zu essen, da sich die Sättigungs-
signale erst nach 20 Minuten bemerkbar machen. Wenn
innerhalb von fünf Minuten alles hinuntergeschlungen

wird, kann der Körper gar nicht reagieren. Die Folge: Es wird wesentlich mehr, ja zu viel gegessen.

Wann sollte man einkaufen?

Haben Sie sich schon mal beobachtet, wie Sie einkaufen? Verhält es sich anders, wenn Sie mit knurrendem Magen losziehen als dann, wenn Sie satt sind? Das »Magenfeeling« ist ausschlaggebend dafür, was schlussendlich im Einkaufswagen landet. Kaufen Sie, wenn möglich, nicht mit leerem Magen ein! Es ist hilfreich, sich bereits vorher Gedanken zu machen (Menge, Menü, Vorrat, Saison etc.). Erstellen Sie eine Liste und halten Sie sich daran. Die Belohnung besteht im Griff zu etwas besonders Leckerem oder Dekorativem, zum Beispiel einem Blumenstrauß.

Ist Fasten sinnvoll?

Fasten bedeutet Stress für den Körper und kein empfehlenswertes Entgiftungs- oder Abnehmeverfahren. Ausnahme: die Anwendung in Zusammenhang mit spirituellen Ritualen (andere Ebene, reinigender Prozess).

In Kürze

»In einem guten Wort ist Wärme für drei Winter,
in einem schlechten Frost für drei Jahre.«
Laotse

Ernährung ist das A und O für die Gesundheit. »Wenn wir unseren Körper vernachlässigen, wo sollen wir dann wohnen?« (chinesisches Sprichwort) Im Mittelpunkt der vorgestellten Ernährungslehre steht die Kunst, das eigene Gleichgewicht zu finden. Dies in Übereinstimmung mit unserer Umgebung, unserem Leben, mit anderen Worten: dem Rhythmus der Natur! Das Denken der Traditionellen Chinesischen Medizin (TCM) ist geprägt von einem ganzheitlichen Menschenbild. Der Mensch steht zwischen Himmel und Erde. Er unterliegt denselben Gesetzmäßigkeiten, welche auch in der Natur herrschen. Ziel der Chinesischen Diätetik ist es immer, ein harmonisches Gleichgewicht zwischen Yin und Yang zu finden. Die Lebensmittel haben einen bestimmten Charakter, ein thermisches Verhalten, eine Wirkrichtung und einen Geschmack. Diese bilden zusammen ihre energetischen Eigenschaften.

Essverbote gibt es keine. Es wird vielmehr darauf geachtet, welche Lebensmittel in bestimmten Jahreszeiten oder Lebensphasen zu meiden sind – und welche Nahrungsmittel nicht miteinander kombiniert werden sollen.

Die »Mitte« ist der Entstehungsort von Qi (Lebensenergie). Sie setzt sich zusammen aus den Energien von Magen und Milz. Diese zwei Organe bilden das Zentrum. Als optimal erweisen sich Nahrungsmittel, die über ein kräftiges Qi verfügen. Viele Menschen fühlen sich schlapp, kraftlos. Warum? Weil sie sich falsch ernähren. Was für das Auto das Benzin, ist für den Menschen die Nahrung. Sie bilden unsere Antriebskraft!

Wärme ist das A und O für unsere Energie. Nur ein warmer Mensch ist ein lebendiger Mensch, Kinder sind warm und weich. Je älter der Mensch wird, desto kälter und steifer wird er. Das Ziel besteht darin, möglichst lange warm und weich zu bleiben (im Körper wie im Geist). Da unser Klima eher kühl ist, können wir innere Wärme nur durch Nahrung zuführen. Deshalb ist es unerlässlich, regelmäßig warm zu essen.

Wenn wir Hunger verspüren, brennt unser »Magenfeuer«. Der Magen ist bereit, die kommende Nahrung aufzunehmen. Eine starke »Mitte« verarbeitet die Nahrung, kann die Energie in »Nahrungs-Qi« umwandeln. So bleiben wir gesund. Allerdings reduziert sich das »Magenfeuer« durch einseitiges Essverhalten. Feuer wird gelöscht durch Wasser, sprich durch Kälte. Durch eiskalte Speisen und Getränke verringern wir das Feuer, ersticken es. Natürlich geschieht dies nicht von heute auf morgen, sondern über Jahre. Das Feuer nimmt durch zu viel Kälte ständig ab. Dadurch kann die Nahrung immer schlechter verbrannt werden. Es wird nicht mehr genügend Essenz in Qi umgewandelt. Wenn nicht genügend Qi entsteht, wird Krankheiten Vorschub geleistet. Also: Salat, Rohkost, kalte Getränke, Bier und Eisgekühltes nicht vor dem Essen zu sich nehmen! Salat kann hinterher genossen werden. *Faustregel: Die ersten zehn Bissen einer Mahlzeit müssen warm sein.*

Wie kann ein gutes »Magenfeuer« erhalten bleiben?

- Drei warme Mahlzeiten pro Tag essen.
- Die kalten, rohen Nahrungsmittel nach dem warmen Essen zu sich nehmen.
- Regelmäßig und pünktlich essen. Unser Verdauungstrakt liebt einen konstanten Rhythmus.
- Vor und während des Essens nicht trinken. Nach dem Essen warme Getränke wählen (oder zumindest zimmertemperierte), niemals solche aus dem Kühlschrank!
- Bier ist das kälteste alkoholische Getränk und reduziert das Feuer stark. Genießen Sie es selten und mit Bedacht.
- Tiefkühlkost auf ein Minimum beschränken.

Neben der Wärmezufuhr spielen auch die Jahreszeiten eine große Rolle. Das Essverhalten wie die Wahl der Nahrungsmittel sollten den Jahreszeiten angepasst werden. Der Magen vollzieht den Rhythmus der Natur in seinem Inneren mit. Frühling und Sommer laden zu leichten, erfrischenden Köstlichkeiten ein. Im Herbst und Winter sind warme Mahlzeiten wichtig.

Nicht vergessen: Regelmäßig trinken, über den Tag verteilt (Kaffee und Schwarztee zählen nicht). Passen Sie Ihre Trinkgewohnheiten der Tätigkeit sowie dem Klima an. Faustregel:

Jede Stunde ein paar Schlucke. Das Glas stets griffbereit halten! Ein Indiz dafür, ob richtig getrunken wird, ist der Urin. Seine Farbe sollte schön hellgelb sein. Ist der Urin zu dunkel, so ist dies ein Zeichen dafür, dass zu wenig Flüssigkeit zu sich genommen wurde. Ist der Urin sehr klar, dann war es zu viel. Durch ein Übermaß an Flüssigkeit wird das »Magenfeuer« reduziert, es kann die Energie nicht mehr richtig umwandeln. Zirka zwei Stunden vor dem Zubettgehen sollte nicht mehr getrunken werden. Generell zu empfehlen sind warme Getränke, warmes Wasser oder warmer Tee. Am besten stellen Sie bereits am Morgen eine Thermoskanne bereit.

Freude ist eine zentrale Voraussetzung, für den echten Genuss. Wenn wir wieder lernen, mit innerer Achtsamkeit zu essen, nehmen wir Geschmack, Farbe, Form und den Duft der Gerichte bewusst wahr. Diese gesammelte Aufmerksamkeit hilft der »Mitte« (Magen und Milz), die Nahrung gut aufzunehmen sowie in wertvolle Energie (Qi) umzuwandeln.

Lösungen zur Tabelle von Seite 44 f.

Lebensmittel	Charakter				
	kalt	kühl	neutral	warm	heiß
Lammfleisch				X	
Reis			X		
Tomate		X			
Kartoffel			X		
Knoblauch				X	
Apfel		X sauer	X süsslich		

Lebensmittel	Charakter				
	kalt	kühl	neutral	warm	heiß
Wassermelone	X				
Ei			X		
Pfeffer					X
Zimt				X	
Rotwein				X	
Tofu		X			
Schweinefleisch		X			
Grüntee		X			
Bier		X			

Nachwort

*»Liebe und Freundlichkeit sind die
besten Gewürze zu allen Speisen.«*
Chinesisches Sprichwort

Probieren Sie es aus und schenken Sie Ihrem Körper mehr Beachtung. Ich bin überzeugt, Sie werden sich gut fühlen!

Mir persönlich hat dieses Wissen viel gebracht. Ich habe meine Ernährung komplett umgestellt und fühle mich wesentlich wohler. Ausgeglichener, in der »Mitte« – voller Energie und Tatendrang. Ohne dieses Wissen wäre mein Leben anders verlaufen, mühseliger und unzufriedener. Wahrscheinlich würde ich mich immer noch von einer Vielzahl von Ratschlägen entmutigen lassen, jeden Abend mit einem schlechten Gewissen zu Bett gehen. Weil ich wieder nicht genug getrunken habe, zu wenig Obst und Gemüse kostete, keine Vollkornprodukte auf dem Speiseplan standen, dafür viel Süßes und Fettiges.

Durch die chinesische Ernährungslehre kann ich es heute lockerer nehmen. Vor allem habe ich gelernt, auf meinen Körper zu hören. Der ganze Ernährungs-Wirrwarr lässt mich kalt. Die Chinesen wissen es schließlich schon seit 3000 Jahren. Übrigens: Unsere Großmütter und Urgroßmütter haben es auch bereits gewusst! Ich schlafe ruhig und ohne schlechtes Gewissen. Ich weiß jetzt, was mein Körper braucht!

Ich freue mich täglich, mit der chinesischen Medizin zu arbeiten. In Vorträgen und Seminaren gebe ich mein Wissen weiter. Wenn Sie mit den Methoden der chinesischen Medizin behandelt werden möchten, rate ich Ihnen, einen Therapeuten aufzusuchen, der dieses Wissen fundiert anwendet. Eine regelmäßige Betreuung ist wichtig. Zumeist beruht sie auf einer vorgängigen Ernährungsberatung (als Basis).

Nicht viele Worte machen, heißt natürlich sein.
Ein Wirbelsturm dauert nicht den ganzen Morgen
und ein Regenschauer nicht den ganzen Tag.
Wer macht sie? Himmel und Erde.
Wenn schon Himmel und Erde nichts auf Dauer machen,
wie viel weniger vermag es dann der Mensch?
Deshalb folgt man dem Weg.

Wer dem Weg folgt, wird eins mit dem Weg;
wer tugendhaft ist, wird eins mit der Tugend;
wer sie verliert, wird eins mit dem Verlust.

Wenn du eins bist mit dem Weg,
wirst du vom Weg mit Freuden aufgenommen;
wenn du eins bist mit der Tugend,
wirst du von der Tugend mit Freuden aufgenommen;
wenn du eins bist mit dem Verlust,
wirst du vom Verlust mit Freuden aufgenommen.

Wer nicht genug Vertrauen hat, dem wird man auch nicht
vertrauen.
Laotse, Tao Te King

Dank

»Des Lebens Schlüssel liegt im Gleichgewicht.«
Unbekannt

Das größte Dankeschön geht an meine Eltern, Monika und Remo Barmet. Ihre Unterstützung ermöglichte meine Ausbildungen. Beide haben mir enorm viel mitgegeben für das Leben.
Ein weiterer Dank richtet sich an zahlreiche Personen:

- Meinen genialen Lehrer, Hin Chung Got aus China. Er hat mir sein enormes Wissen weitervermittelt. Dank ihm arbeite ich heute professionell und erfolgreich.
- Alle meine Lehrerinnen und Lehrer, von jedem durfte ich Wertvolles mitnehmen.
- Meinen Onkel Heinz Haug, der mich tatkräftig unterstützt hat (Konzept, Veröffentlichung).
- Robert Sulser, meinen Kommunikationsberater (sein Ansporn hat mich zu diesem Projekt verleitet).
- Alle meine Freunde, die unentwegt an mich geglaubt haben.
- Alle meine Klienten und Schülerinnen, die mich zu dieser Publikation ermuntert haben.
- Meine Lektorin, Karin Ammann, für ihre konstruktive Unterstützung.
- Den Orell Füssli Verlag (das ganze Team inklusive Herstellung und Vertrieb).

Ein großes Dankeschön gilt zudem: Emmanuel Markun, Annina Pallioppi, Dorit Haug und Mirco Barmet.

Der abschließende Dank gehört Ihnen allen, welche diese – und die weiteren – Zeilen mit Aufmerksamkeit lesen!

Zürich, Frühling 2006

Anhang

Nahrungsmitteltabelle

Name	Charakter
Fleisch	
Ente	kühl
Fasan	warm
Gans	neutral, kühl
Hirsch	warm
Huhn	warm
Kalb	neutral, warm
Kaninchen	neutral
Lamm	warm
Pferd	kühl
Reh	warm
Rind	neutral, warm
Schnecken	kalt
Schwein	wenig kühl

Name	Charakter
Taube	neutral
Truthahn	kühl
Wachtel	wenig warm
Ziege	warm
Gegrilltes Fleisch	heiß
Fisch	
Aal	wenig warm
Austern	kühl
Barsch	neutral
Calamari	kühl
Forelle	warm
Hering	neutral
Hummer	warm

Name	Charakter
Kabeljau	warm
Karpfen	neutral
Kaviar	kalt
Krebs	kalt
Krevetten (Garnelen)	warm
Lachs	wenig warm
Meeräsche	neutral
Miesmuscheln	kühl
Sardellen	warm
Tintenfisch	kühl
Alle geräucherten Fischsorten	warm
Hülsenfrüchte und Tofu	
Bohnen, gelb	neutral
Bohnen, grün	neutral
Bohnen, rot	neutral
Bohnen, schwarz	neutral
Erbsen	neutral
Fave-Bohnen	neutral
Kichererbsen	neutral

Name	Charakter
Linsen	neutral, warm
Mungbohnen	kühl
Saubohnen	neutral
Sojabohnensprossen	kühl
Tofu	kühl
Eier	
Hühnerei	neutral
Eigelb	neutral
Eiweiß	kühl
Taubenei	warm
Wachtelei	neutral
Milch/Milchprodukte	
Butter	neutral
Frischkäse	kalt
Joghurt	kalt
Käse	neutral
Kefir	kühl
Kuhmilch	neutral
Quark	kühl
Sahne	neutral
Sauermilch	kühl
Sauerrahm	kühl

Name	Charakter
Sojamilch	neutral, kühl
Ziegenmilch	warm
Getreide	
Amaranth	warm
Buchweizen	warm
Dinkel	wenig kühl
Gerste	kühl
Grünkern	warm
Hafer	warm
Hefebrot	kühl
Hirse	kühl
Klebereis	warm
Mais	neutral
Reis	neutral
Roggen	kühl
Teigwaren	neutral
Vollkornreis	neutral
Weizen	kühl
Kartoffel	
Kartoffel	neutral
Süßkartoffel	warm

Name	Charakter
Nüsse und Samen	
Cashewnuss	warm
Erdnuss	neutral
Fenchelsamen	warm
Haselnuss	neutral
Kastanie	warm
Kokosnuss	neutral
Kürbiskerne	neutral
Lotusnuss	neutral
Mandel	neutral
Pinienkerne	wenig warm
Pistazie	warm
Sesam, schwarz	neutral
Sesam, weiß	kühl
Sonnenblumenkerne	neutral
Walnuss (Baumnuss)	warm
Gemüse	
Algen	kalt
Artischocke	kühl
Aubergine	kühl
Avocado	kühl

Name	Charakter
Bambussprossen	kalt
Blattsalat	kühl
Blumenkohl	kühl
Bohnen, grün	neutral
Broccoli	kühl
Chicoree	kühl
Chinakohl	neutral, kühl
Eisbergsalat	kühl
Endivien	kühl
Erbsen, grün	neutral
Fenchel	warm
Feldsalat	neutral
Frühlingszwiebel	warm
Grüner Salat	kühl
Gurke	kalt
Karotte	neutral
Kartoffel	neutral
Knoblauch	warm
Kohlrabi	kühl
Kürbis	warm
Lattich	kühl

Name	Charakter
Lauch	warm
Löwenzahn	kühl
Mais	neutral
Mangold	kühl
Meerrettich	warm
Olive	neutral
Pastinake	kühl
Peperoncini	heiß
Peperoni (Paprika)	neutral
Radicchio	kühl
Radieschen	kühl
Rettich, weiß	kühl
Rhabarber	kalt
Rosenkohl	neutral
Sauerkraut	kühl
Schnittlauch	warm
Schwarzwurzel	kühl
Sellerie	kühl
Spargel	kühl
Spinat	kühl
Sprossen	kühl

Name	*Charakter*
Stangensellerie	kühl
Süßkartoffel	warm
Tomate	kühl
Weißkohl	neutral
Zucchini	kühl
Zuckererbsen	neutral
Zwiebel	warm
Pilze	
Austernpilze	etwas warm
Champignon	kühl
Mu Errh	neutral, kühl
Shitake	neutral
Obst	
Ananas	heiß
Apfel, reif, süß	neutral
Apfel, grün, sauer	etwas kühl
Aprikose	warm
Banane	kalt
Birne	kühl
Brombeere	neutral
Dattel	neutral

Name	*Charakter*
Erdbeere	kühl
Feige	neutral
Granatapfel	warm
Grapefruit	kühl
Heidelbeere	neutral
Holunderbeere	kühl
Honigmelone	kühl
Johannisbeere	kühl
Kaki	kalt
Karambola/ Sternfrucht	kalt
Kirsche	warm
Kiwi	kalt
Kokosnuss	neutral
Kumquat	warm
Longan	neutral, warm
Litschi	warm
Mandarine	neutral
Mango	kalt
Nektarine	neutral
Orange	kühl
Papaya	kühl

Name	Charakter
Pfirsich	warm
Pflaume	neutral
Preiselbeere	kühl
Quitte	neutral
Rosine	warm
Stachelbeere	kühl
Traube	neutral
Wasser-melone	kalt
Zitrone	kalt
Zuckermelone	kalt
Öle/Fette	
Butter	neutral
Distelöl	neutral
Erdnussöl	neutral
Olivenöl	neutral, kühl
Rapsöl	warm
Schweine-schmalz	kühl
Sesamöl	neutral, kühl
Sojaöl	warm
Sonnen-blumenöl	neutral

Name	Charakter
Trauben-kernöl	warm
Weizen-keimöl	neutral, kühl
Kräuter/Gewürze	
Agar-Agar	kalt
Basilikum	neutral
Beifuß	warm
Chili	heiß
Dill	neutral
Essig	warm
Estragon	warm
Fenchel-samen	warm
Frühlings-zwiebel	warm
Ingwer, frisch	warm
Ingwer, getrocknet	warm/heiß
Kakao	warm
Kardamom	warm
Koriander	warm
Kresse	kühl
Kreuzkümmel	warm

Name	Charakter
Kümmel	warm
Kurkuma	warm
Liebstöckel	warm
Lorbeer	warm
Majoran	warm
Miso	kalt
Mohn	warm
Muskatnuss	warm
Nelken	warm
Oregano	warm
Paprika	heiß
Petersilie	warm
Pfeffer	heiß
Rosmarin	warm
Safran	warm
Salbei	kühl
Salz	kalt
Schnittlauch	warm
Senf	warm
Sojasauce	kalt
Süßholz	warm
Sternanis	warm
Thymian	warm

Name	Charakter
Vanille	warm
Wacholder-beere	warm
Zimt	warm
Zwiebel	warm
Süßmittel	
Ahornsirup	kühl
Honig	neutral
Kandiszucker, braun	warm
Kandiszucker, weiß	kühl
Malz	neutral
Marzipan	neutral
Zucker, braun (Rohr-zucker)	warm
Zucker, weiß	kühl
Getränke	
Apfelsaft	kühl
Brottrunk	kühl
Fruchtsaft	kühl
Gemüsesaft	kühl
Mineral-wasser	kalt

Name	Charakter
Orangensaft	kalt
Traubensaft	neutral
Tee/Kaffee	
Eisenkraut (Verveine)	neutral
Fenchel	warm
Frauenmantel	kalt
Früchte	kühl
Getreidekaffee	warm
Grüntee	kühl
Hagebutten	warm
Hibiskus	kühl
Ingwer	warm
Jasmin	neutral
Kaffee	warm
Kamille	neutral
Kräutermischungen	kühl, neutral
Lindenblüten	warm
Löwenzahn	kalt
Malven	kühl
Melisse	kühl
Pfefferminz	kühl

Name	Charakter
Rooibos	warm
Schafgarbe	kalt
Schwarz	neutral
Süßholz	warm
Wermut	kalt
Yogi	warm
Zimtmischungen	warm
Alkohol	
Bier	kühl
Bitterlikör	heiß
Champagner	kühl
Cognac	heiß
Glühwein	heiß
Likör	warm
Prosecco	kühl
Reiswein	warm
Rotwein	warm
Schnäpse	heiß
Weißwein	neutral
Whisky	heiß
Wodka	heiß

Literaturangaben

Dr. Maoshing Ni: *Der Gelbe Kaiser*, O.W. Barth Verlag, Frankfurt am Main 2000

Engelhardt, Ute und Hempen, Carl-Hermann: *Chinesische Diätetik*, Urban & Fischer Verlag, München 2002

Hin Chung Got: *Schulskripte Schule für klassische Naturheilkunde*, Zürich 2002

Laotse: *Tao Te King,* Diogenes Verlag AG, Zürich 1996

Lin Yutang: *Die Weisheit des Laotse*, Fischer Verlag GmbH, Frankfurt am Main 2000

Pollmer, Udo und Warmut, Susanne: *Lexikon der populären Ernährungsirrtümer*, Eichborn Verlag AG, Frankfurt am Main 2000

Temelie Barbara: *Ernährung nach den Fünf Elementen*, Joy Verlag GmbH, Sulzberg 1996

Register

Günther Sator
Business Energy
*Mehr Erfolg, Zeit und Geld
durch geschicktes Energie-
Management*
200 Seiten, gebunden
ISBN 978-3-280-05170-3

Günther Sators Business Energy ist ein weltweit einzigartiges Werkzeug für jeden, der mehr aus seinem Beruf
und seinem Leben machen möchte – und das mit Spaß
und Leichtigkeit. Die Methoden von Business Energy
sind so einfach, dass Sie bereits nach zehn Minuten die
ersten Maßnahmen erfolgreich umsetzen werden.

Mit Business Energy, das auf der Energielehre der chine-
sichen Heilkunst basiert, finden Sie heraus, wie Sie sich
von negativen Energieräubern verabschieden; wie Sie
hemmende Verhaltensmuster, Ängste und andere
innere «Bremser» sofort aus Ihrem Meridian-System
«wegklopfen» und wie Sie Ihre Lebensenergie rasch
und zielgerichtet stärken.

orell füssli Verlag

www.ofv.ch

Muskel- und Gelenkschmerzen selbst behandeln

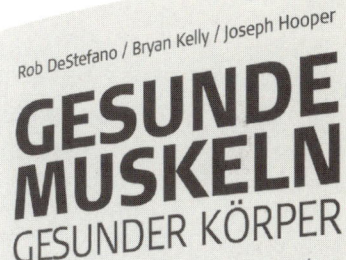

Immer mehr Menschen leiden unter Rücken-, Schulter-, Hüft- oder Kniebeschwerden, die häufig den Alltag erschweren. Mit diesem leicht erlernbaren Programm kann jeder selbst zu seinem Wohlbefinden beitragen. Für ein aktives Leben ohne Schmerzen!

416 Seiten
ISBN 978-3-442-17230-6

Um die ganze Welt des
GOLDMANN Verlages
kennenzulernen, besuchen Sie uns doch
im **Internet** unter:

www.goldmann-verlag.de

Dort können Sie
nach weiteren interessanten Büchern *stöbern*,
Näheres über unsere *Autoren* erfahren,
in *Leseproben* blättern, alle *Termine* zu Lesungen und
Events finden und den *Newsletter* mit interessanten
Neuigkeiten, Gewinnspielen etc. abonnieren.

Ein *Gesamtverzeichnis* aller Goldmann Bücher finden
Sie dort ebenfalls.

Sehen Sie sich auch unsere *Videos* auf YouTube an und
werden Sie ein *Facebook*-Fan des Goldmann Verlags!

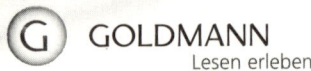